SUPER SANOS

DR. MANUEL VISO

SUPER SANOS

**NUEVOS HÁBITOS para cuidar
tu CUERPO y tu MENTE que alargarán tu VIDA**

HarperCollins

1.ª edición: septiembre 2025
2.ª edición: octubre 2025
3.ª edición: octubre 2025

Editado por HarperCollins Ibérica, S. A.
Avenida de Burgos, 8B - Planta 18
28036 Madrid

Diseño de cubierta: Rudy de la Fuente - Diseño Gráfico
Ilustraciones del interior: Dreamstime
Maquetación: Safekat, S. L.
Fotografía del autor: Marcos Pereiro

ISBN: 978-84-19802-92-7
Depósito legal: M-11463-2025
Impreso en España por Liber Digital

A quienes luchan.
A quienes inspiran.
A quienes transforman.
A quienes nunca dejan de aprender.

ÍNDICE

INTRODUCCIÓN

Es la salud la principal riqueza,
y no la añoramos hasta que la perdemos.

Francisco de Quevedo

Cuando comencé a pensar en este libro, veía claras algunas cosas; otras necesitaron que el propio texto fuese creciendo para tomar sentido, pero si de algo estaba seguro era de que quería contártelas a mi manera, con un lenguaje que pudieses entender sin acudir al doctor Google o a la doctora inteligencia artificial para descifrar lo que deseaba explicarte. Simplemente, buscaba algo sencillo y al pie, pero abriendo espacios para tu imaginación, como diría algún afamado entrenador de fútbol.

Te voy a pedir que, antes de meterme en faena, permitas que me remonte unos cuantos años atrás en mi vida para que me conozcas un poco más y no te quedes solo con aquello que hayas visto en la televisión o en las redes sociales o que simplemente te hayan contado personas que incluso nunca han cruzado una palabra conmigo.

Tenía yo tres años, aún no había empezado el colegio, y ya a aquella corta edad lo que más me divertía, además de jugar al fútbol y al *brilet,* era ser el médico de mis amiguitos de la calle Villa Valencia, en

Orense. En el período estival trasladaba, durante algunas semanas, mi consulta al pueblo donde nació mi madre, Poboanza, una pequeña aldea del Ayuntamiento de Amoeiro, a unos veinte kilómetros de la capital. Allí era realmente feliz al lado de mi gran ídolo, mi abuelo Antonio, y de mi abuela, que, mira por dónde, se llamaba Felicidad, toda una declaración de intenciones.

No había un momento para el descanso en el pueblo: además de jugar horas y horas, debía cumplir con las obligaciones de un buen agricultor y ganadero. Por las mañanas, entre otros quehaceres, daba de comer a los cerdos y a las gallinas y llevaba las vacas al prado. Por las tardes tocaba regar o recoger los tomates, los pimientos o las judías que previamente habíamos sembrado en la huerta que estaba cerca de casa. Por cierto, ¿sabes cuál era mi merienda favorita? El bocadillo de pimientos fritos en aceite de oliva virgen. Todo un manjar; fíjate si lo era que aun ahora cuando te lo estoy contando se me hace la boca agua.

Como te puedes imaginar, eran tantas las cosas que se podían hacer en Poboanza durante aquella feliz infancia que me veía obligado a reducir el tiempo para las revisiones médicas. Pero, aun así, conseguía sacar alguna que otra hora y no dejaba de pasar mi consulta semanal, principalmente de adultos. Por ella pasaba toda la aldea, aunque algunas personas la necesitaban más porque a determinadas edades la salud comienza a resentirse.

Así, los pacientes que tenían un historial más amplio eran la señora Amalia, que ya solo podía comer alimentos blandos porque únicamente le quedaban tres dientes; el señor Francisco, que tocaba las campanas en la capilla y cuyo corazón empezaba a dar señales de agotamiento, y Maruja de Rairo, a quien la cadera le jugaba malas pasadas. Y no quiero olvidar a Celsa da Costa, la mujer que caminaba siempre mirando al suelo y que, para hablar, debía detenerse, pues, de otra manera, no podía enderezar su maltrecha espalda: padecía espondilitis anquilosante, una enfermedad de las vértebras que va inclinando a la persona hasta que su columna hace ángulo recto con sus piernas.

El resto del tiempo lo pasaba con mis papis, Manolo y Auri, en Orense. Les debo todo. Sin ellos y sin su esfuerzo ilimitado para educarme constantemente en valores y principios inquebrantables y para permitirme estudiar la carrera de Medicina en Santiago de Compostela, en absoluto barata, nada de lo que te cuento en este libro sería posible, nada de lo que soy ahora sería alcanzable.

Pues allí, en Villa Valencia, una calle sin asfaltar, mis amigos y yo pasábamos los meses de vacaciones de verano horas y horas jugando sin apenas coches que la transitaran. Al atardecer, nuestros padres se turnaban y nos controlaban desde las ventanas o permanecían sentados de charla en la entrada de alguno de los portales. En Orense las temperaturas estivales son muy altas, y tomar el fresco al caer la tarde era un bálsamo para el cuerpo. En aquel unido y confidente grupo de amigos, todos entre los cuatro y los siete años, estaban la peluquera, la profesora, la cantante, el bombero, el futbolista, el astronauta y un sinfín de profesiones que prácticamente abarcaban todo el espectro laboral que nos podemos imaginar. Y ahí estaba yo, el médico. Ya en aquella época tenía mi pequeño fonendoscopio azul de plástico, con el que auscultaba a todo aquel que osase ponerse en manos del futuro Dr. Viso.

Cuando tenía cuatro años, mis padres, que entendían lo importante que era la práctica del deporte, me inscribieron en las clases de verano de natación en el Pabellón de Deportes de Orense. Desde aquel momento no he dejado la actividad física, la que sea: siempre he estado metido en algún lío deportivo, aunque, si tengo que elegir, me quedo con el fútbol, el tenis y el ciclismo.

Mis progenitores también sabían que la alimentación era esencial en la madurez de cualquier niño y posterior adolescente. Por eso en mi casa siempre se comía de manera muy saludable y solo de vez en cuando nos dábamos algún pequeño festejo en forma de dulce; era la excepción a la excepción.

Te estarás dando cuenta de que mi afán por intentar que las personas velen por su salud no viene únicamente por lo que he estudiado, sino que mis raíces fueron absorbiendo buenos hábitos desde mis primeros años de vida. Y, poco a poco, esas raíces permitieron que brotara en mí algo en lo que creo, algo que me hizo entender que cuidar la salud y lo que ello implica es una forma de vida y una forma de agradecer la vida.

Una vez que comencé Medicina en la Universidad de Santiago de Compostela, no me quedaba más remedio que seguir en la misma línea, ya que, por un lado, era lo que tenía en los apuntes y en los libros y porque, por otro, me rodeé de un grupo de compañeros, y a la postre amigos, que también necesitaban chutarse una dosis de deporte y vida sana diaria.

Además, hacia el final de mis estudios y durante algunos años, trabajé como modelo profesional para algunas agencias, lo que me reportó mis primeros sueldos a la par que me demandaba velar por mi salud y mi cuerpo, tal y como exigía el guion.

Recuerdo que en esos momentos, en los que ya le daba tanta importancia al cuidado personal porque en ello me iban la salud y el bienestar, algunas personas me decían y me auguraban que, cuando me estabilizase con una pareja y, sobre todo, tuviese hijos, aquello iría decreciendo hasta que mi abdomen cogiese una forma más circunferencial y el deporte pasase a un segundo o tercer término.

Pues no, nada de eso sucedió. Aquí estoy, en 2024, casado con la mujer más maravillosa del mundo y, sin lugar a duda, mi gran y único amor verdadero, Lucía; sin ella y sin el mayor regalo que nos ha dado la vida, nuestra hija Martina, nada sería igual. Martina es el amor puro e incondicional, un amor que trasciende las palabras: es la inspiración para mi mejor yo; es el casi todo, porque, sin ella, la vida para Lucía y para mí sería un casi nada.

Y en 2024 sigo creyendo, aún más si cabe —porque ahora también la experiencia y un mayor conocimiento científico me avalan—, que la salud es nuestro gran patrimonio, nuestra gran fortuna, pues nada en la vida tendría el mismo sentido ni valdría la misma pena si no gozásemos de una buena salud. Ella es esa propiedad que tenemos y a la que día a día le vamos añadiendo metros y metros cuadrados de hábitos beneficiosos para hacerla cada vez más grande, porque su grandeza, la grandeza de nuestra salud, nos hará más fuertes y menos vulnerables tanto en el plano físico como en el psicoemocional y el social.

Algunas personas me dicen con demasiada frecuencia que de algo hay que morir, a lo que yo siempre les contesto que, efectivamente, todos moriremos; el problema es cómo llegamos al día de la muerte, es decir, con qué calidad de vida alcanzamos la fecha del fin de nuestra existencia.

Me imagino que coincidirás conmigo en que no es lo mismo llegar a los ochenta o noventa años con capacidad para caminar diez mil pasos diarios sin problema y plenos de salud y de vida que no ser capaz de subir cinco peldaños porque nos agotamos debido al gran deterioro de nuestro corazón; y tampoco es lo mismo poder viajar adonde nos apetezca con esa edad que casi no poder salir de casa porque llevamos los diez últimos años conectados a una máquina de oxígeno para sobrevivir debido a lo maltrechos que tenemos nuestros pulmones como consecuencia del maldito tabaco.

Pero no solo de enfermedades físicas te quiero hablar, pues, si llevas a cabo buenos hábitos, te sentirás mejor contigo mismo, abortarás el complejo de culpa que experimenta la mayoría de la gente que no cuida adecuadamente su salud y tendrás un enorme refuerzo positivo que te ayudará a seguir en el empeño.

Y, cómo no, nuestro envejecimiento, ese que llega con el tiempo, se puede adelantar si no incorporas costumbres de vida saludables. Siempre peleados con el hecho de cumplir años y con las arrugas que van apareciendo, te diré que, al margen de la genética de cada uno, aquellas personas que ven en el cuidado de su salud un principio de vida tienen menos arrugas y una apariencia más joven.

Querido lector, no sé si ya he comenzado a convencerte, pero me gustaría que te quedaras conmigo hasta el final, porque yo no entiendo la vida de otra manera que no sea con un final feliz. Y, para el que ya está convencido, deja que cada una de las partes de este libro penetren por cada uno de los poros de tu piel y, posteriormente, por vía sanguínea, lleguen a tu cerebro para empoderarlo de tal manera que juntos desterremos muchos mitos y enfaticemos aquellos conceptos que quizá nos ayuden a afianzarnos en una vida totalmente sana, saludable y placentera.

Este libro es para ti. Para que tomes el control de tu salud desde hoy, con los pies en la tierra y sin necesidad de hacerlo perfectamente. No quiero que te aprendas normas estrictas, quiero que entiendas tu cuerpo, tus hábitos y tu forma de vivir. Quiero que te mires con más compasión y más decisión. Porque cuidarse no va de exigencia, va de conciencia.

I
SOMOS LO QUE COMEMOS

Vamos a hablar claro: lo que comes importa. Lo que eliges cada día influye en tu energía, tu estado de ánimo y tu salud. Aquí te voy a enseñar a leer entre líneas, a romper con los mitos que llevas años escuchando —sobre el azúcar, las grasas, los horarios de comida o los productos *light*— y a reconectar con tu alimentación sin caer en extremos. También hablaremos de la microbiota, la vitamina D, los aditivos, y de cómo entender lo que realmente necesitas, sin modas ni promesas vacías. Comer bien no es un castigo ni un lujo, ni siquiera algo complicado o aburrido: se trata de reencontrarte con tu cuerpo, con el placer de escucharte, de cuidarte y de recuperar el poder sobre tu bienestar con una alimentación que te nutra y te aporte salud de verdad.

I

SOMOS LO QUE COMEMOS

1
CUÍDATE, LA SALUD ES TU GRAN PATRIMONIO

Te hago la pregunta al revés: ¿por qué no debes descuidar tu salud? Sencillamente, porque te morirás antes de lo que pensabas. Así de crudo, pero así de real. Si tuvieras la ocasión de estar frente a mí, estoy seguro de que me dirías aquello de que «de algo hay que morirse». Una frase que todos los médicos hemos escuchado varias veces a lo largo de nuestra carrera. Te planteo una segunda pregunta: ¿cómo desearías llegar a ese momento final que todos alcanzaremos antes o después?

Existen dos formas de morirse: morirse enfermo y morirse sano. Dicho de otra manera, nos podemos morir con buena calidad de vida hasta los últimos momentos o podemos optar por llevar a nuestras espaldas una gran mochila cargada de enfermedades y limitaciones físicas y mentales, cada vez mayor, hasta el momento de fallecer.

En nosotros está la elección. ¿Te imaginas disfrutar de tus aficiones, de tu pareja o de tus nietos hasta el final? ¿O prefieres imaginarte una vida muy limitada porque has padecido un ictus debido a tu hipercolesterolemia y al tabaco consumido y que no te deja más que vivir entre el colchón de tu cama y una silla de ruedas? Quizá esta sea la pregunta que debes hacerte: ¿vivir o sobrevivir?

Para algunas personas seguir una alimentación saludable, realizar ejercicio físico regular y dormir adecuadamente son incompatibles con disfrutar la vida. Su idea del placer se basa en fumar en distintos momentos del día, cambiar el tiempo de ejercicio por la cerveza en el bar y desayunar un cruasán en lugar de un bol de leche con avena y fruta. Sin duda es un error, porque, aunque efectivamente podemos tomar de vez en cuando una cerveza con los amigos o desayunar ocasionalmente un rico cruasán recién horneado, lo que no debemos es convertirlos en hábitos, pues ahí está el daño para la salud. Nuestra rutina diaria debe basarse en buenos hábitos y en no hacer de estos la excepción.

REEDUCAR EL PALADAR... Y EL CEREBRO

Te hago otra pregunta: ¿por qué disfrutas más con una palmera de chocolate o un bocata de panceta que con una ensalada saludablemente variada o con un puré de verduras? ¿No será que el disfrute está en tu paladar y en tu cabeza y que, si consigues reeducar el primero hacia sabores más suaves, conseguirás dominar las apetencias de tu cerebro?

El cerebro está programado para buscar alimentos altos en azúcar y grasa, ya que, en tiempos prehistóricos, estos alimentos eran escasos y proporcionaban la energía necesaria para la supervivencia. Comer alimentos ricos en azúcar y grasa provoca la liberación de dopamina en el cerebro, una sustancia química que nos hace sentir placer y satisfacción. Esta respuesta es similar a la que se produce con ciertas drogas, lo que crea un ciclo de deseo y recompensa que convierte la situación en un mal y vicioso círculo. Los alimentos como la palmera de chocolate o el bocata de panceta a menudo están asociados a recuerdos agradables y momentos de confort, lo que aumenta su atractivo emocional; proporcionan una gratificación inmediata, mientras que los beneficios de comer de manera saludable —un bol de frutas con avena y leche, por ejemplo— suelen ser a largo plazo y menos evidentes en el momento presente.

Reeducar el paladar mejora la salud y transforma la relación con la comida hacia una dieta equilibrada y consciente.

Los alimentos altamente procesados, los ultraprocesados y los ricos en azúcar y grasa están siempre disponibles y son fuertemente comercializados, lo que incrementa su consumo y preferencia. A menudo, a estos alimentos se les atribuye la cualidad de indulgentes, ya que se asocian a celebraciones y eventos sociales, lo que refuerza su consumo en contextos positivos y, por tanto, acaban dotados de todo tipo de permisividad y hasta una increíble aceptación con respecto a las normas dietéticas establecidas como saludables.

El disfrute de alimentos indulgentes sobre opciones saludables tiene bases biológicas, psicológicas y culturales. Sin embargo, es posible reeducar el paladar y el cerebro para apreciar y preferir alimentos más saludables mediante la exposición gradual, la creatividad culinaria, la reducción de aditivos, la alimentación consciente y la educación nutricional. Estos cambios no solo pueden mejorar la salud, sino también transformar la relación con la comida hacia una dieta más equilibrada y consciente.

Lo hablaremos más adelante, pero te voy lanzando un reto: durante dos meses evita todo tipo de comidas ultraprocesadas, frituras y alimentos muy condimentados y opta por una alimentación basada en diferentes propuestas saludables que encontrarás a lo largo del libro. Verás que, después de esas ocho semanas, ya no tendrás el mismo deseo por lo insano y tanto tu cerebro como tu paladar te pedirán alimentos más suaves de sabor y más saludables en su composición.

Por otro lado, quien toma la cerveza o el cruasán a diario acostumbra a seguir otros hábitos también perjudiciales, y ese conjunto de actos nada saludables es el que acorta nuestra esperanza de vivir muchos años y genera innumerables enfermedades crónicas que todos conocemos —porque nosotros mismos o alguien cercano padece alguna— y que merman nuestra calidad de vida.

Quizá la salud no lo sea todo, pero tengo claro que, sin ella, lo demás se queda en nada. El cuidado de nuestro organismo es indispensable para disfrutar de una vida plena y satisfactoria hasta el último instante, y, si no es del todo plena, al menos que sea con el menor número de patologías y lo más leves posibles.

Mantenernos saludables nos permite llevar a cabo nuestras actividades con mayor satisfacción, alcanzar los objetivos y disfrutar cada momento, pero también vivir con la conciencia tranquila de que estamos haciendo lo mejor por mantener inviolable nuestro mayor patrimonio.

La Organización Mundial de la Salud (OMS) define la salud como el bienestar físico, psíquico y social, y, para lograrlo, debemos abarcar diferentes aspectos, como son apostar por una alimentación saludable, evitar el sedentarismo con ejercicio físico regular, alcanzar un descanso y un sueño reparadores, eludir el consumo de sustancias tóxicas y mantener una vida social activa junto con un equilibrio emocional satisfactorio. Y, por supuesto, hay que romper con una serie de mitos que simplemente nos embarran el camino y no nos dejan observar el horizonte con claridad.

Ahondando en la definición de salud de la OMS, y dentro de los buenos hábitos —de los que hablaremos largo y tendido a lo largo del libro—, no podemos excluir la salud mental y el bienestar emocional, ya que son una de las bases, tan importantes como la salud física, para ayudar a lograr una vida plena de facultades, satisfactoria, sana y feliz.

La salud mental engloba el bienestar psicoemocional y social y es vital para el desarrollo de una persona en todas las etapas de su vida no solo en la edad adulta y en la vejez, sino también en la infancia y en la adolescencia.

Una salud mental óptima ayuda a gestionar las emociones y el estrés, a tomar mejores decisiones y a actuar de una forma más adecuada ante cada situación que se nos presente en el día a día; también determina en gran medida cómo es y será nuestra capacidad de relacionarnos con los demás.

Si quieres cuidar tu salud mental, es importante que tengas en cuenta estos cinco apartados:

1. Cuídate desde el punto de vista físico a través de una alimentación sana y ejercicio físico regular.
2. Evita las sustancias tóxicas, como el tabaco, el alcohol, las bebidas energéticas y las drogas.
3. Descansa en los momentos en que tu cuerpo te lo pida e intenta lograr, con o sin ayuda, un sueño reparador.
4. Mantén relaciones sanas en el trabajo y en el gimnasio, con la familia, con los amigos y también con los conocidos.
5. Busca objetivos y metas alcanzables en la vida, ten uno o varios propósitos por los que levantarte cada mañana. Esto es esencial para vivir motivados y con mayor grado de optimismo, en definitiva, para ir chutados de oxitocina, una hormona multifacética que influye en el comportamiento social, el estado emocional, la función reproductiva, la salud física y el bienestar general.

EL REFUERZO POSITIVO Y LA ENERGÍA EMOCIONAL Y MOTIVACIONAL

Es probable que pienses que son muchas las cosas que debes mejorar para sentir que llegas al aprobado. Sin embargo, nadie tiene que darte el aprobado o el suspenso, nadie tiene que decirte si lo haces bien o lo haces mal. Todos sabemos más o menos el camino que hay que seguir para alcanzar unos hábitos que nos permitan vivir sanos el mayor tiempo posible. Sí, es cierto, a veces es necesaria una pequeña ayuda de un profesional que nos ponga en orden las ideas y que nos filtre la paja, las falsas informaciones interesadas y los mitos que se generan con la publicidad y las diferentes plataformas de las redes sociales.

Es bastante frecuente que, cuando no encontramos razones válidas, busquemos justificaciones para pretender que nuestra conciencia se sienta tranquila, y, aunque a veces nos queramos defender por algunos de nuestros actos, no nos sentimos igual de bien internamente cuando llevamos un mes de inactividad física y comiendo a base de ultraprocesados que si estamos yendo al gimnasio con regularidad y alimentándonos de una manera, al menos, medianamente saludable.

Como te decía, la mayoría de las personas sabemos si nuestros hábitos están alineados con una buena salud o si, por el contrario, nos están encaminando hacia la enfermedad. La cuestión clave es que nos hemos permitido alcanzar una situación en la que acabamos dejando que se junten varios factores perjudiciales, como, por ejemplo, la inactividad física, una alimentación insana, el colesterol elevado y el tabaco. Llegado este momento, lo único que vemos es un gran muro que nos parece infranqueable, un muro que hace que miremos para otro lado y nos autojustifiquemos para poder seguir hacia delante; de lo contrario, nos pasaríamos todo el día culpabilizándonos y hasta castigándonos.

Es cierto: ves ese alto y fornido muro y no sabes ni qué hacer ni por dónde empezar para ser capaz de sortearlo y ponerte del lado de la salud y el bienestar. Entonces es cuando debes acudir a tu médico o a un profesional sanitario y comenzar a poner orden en tu salud estableciendo una escala de prioridades.

De la misma manera que el Tour de Francia se gana etapa a etapa y un maratón se completa kilómetro a kilómetro, adquirir hábitos saludables es cuestión de plantearse metas alcanzables, pequeños retos que se van cumpliendo hasta llegar victoriosos al final. El profesional sanitario nos ayudará a ello.

No se trata de que en un mes corrijamos todos nuestros errores, porque no seremos capaces, y, si lo logramos en tan poco tiempo, no sentaremos unas bases lo suficientemente sólidas como para que los cambios se mantengan. Siempre debemos marcarnos retos realistas y asequibles.

PLANTÉATE OBJETIVOS A CORTO PLAZO

A mis pacientes siempre les propongo objetivos de pequeña entidad y alcanzables a corto plazo, como, por ejemplo, empezar a modificar el desayuno —o solo una parte, para, en una segunda fase, cambiar el resto de esa primera comida del día—. Después de un tiempo a la medida de cada paciente, y con el nuevo desayuno convertido en un hábito, pasamos a las cenas, y así hasta que nuestra alimentación sea saludable la mayor parte del día y de la semana.

Digo «la mayor parte» porque todos vivimos en sociedad, con sus costumbres y celebraciones, relaciones sociales, reuniones familiares, etc., que hacen que, en ocasiones, nos veamos obligados a hacer maravillosas excepciones que nos permiten salir de la rutina para, al día siguiente, volver a ella con ganas: nuestros hábitos ya están adquiridos, ya son parte de nosotros, y el cuerpo, de alguna manera, nos pide retomarlos.

En mis charlas siempre comento que la alimentación es como el cine. En el séptimo arte enseguida sabemos reconocer quiénes son los actores principales, los secundarios y los extras. Hay un cuarto grupo, que son los personajes imaginarios: están, pero no interesa que los veamos. Pues, en la alimentación y en los buenos hábitos, pasa lo mismo:

- —Actores principales: agua, frutas, verduras, legumbres, hortalizas, frutos secos, semillas, cereales integrales, aceite de oliva virgen y actividad física junto con el descanso y el sueño reparador.
- —Actores secundarios: pescado, carnes blancas, huevos, lácteos, conservas y algunos otros procesados.
- —Extras: bollería y repostería, ultraprocesados, *snacks* y refrescos.
- —Personajes imaginarios: alcohol, bebidas energéticas, tabaco, vapeo, drogas y sedentarismo.

Una vez que comenzamos a poner orden en nuestro día a día, cada paso que damos, cada meta que alcanzamos nos sirve de refuerzo, de chute de motivación, para conquistar próximos objetivos. Si empezamos con un desayuno saludable, estaremos más animados para hacer las cenas más sanas; y, si caminamos veinte minutos diarios, nos incentivaremos moral y emocionalmente para pasar enseguida a los treinta, y así sucesivamente. Por el contrario, si no somos capaces de poner orden en nuestros hábitos, cada día que pase el refuerzo será más y más negativo, y, si hoy hemos fumado veinte cigarrillos, no nos importará mañana fumar treinta. Te justificarás ante tu entorno para sentirte mejor, pero el complejo de culpabilidad será cada vez mayor.

Además, en este camino de vida sana y saludable que te invito a recorrer conmigo, repartido en pequeñas metas, debes dejarte acompañar de tus principios y tus valores, pero, sobre todo, de tus motivaciones personales. Siempre hay algo que nos impulsa a hacer las cosas, siempre hay algo o alguien por el que sentimos una fuerza irrefrenable para conseguir mayores logros.

CUIDARSE POR AMOR A LOS DEMÁS

Hace un tiempo, Andrés, un señor de sesenta y seis años, llegó a mi consulta y me dijo que venía para que le ayudase a perder peso. Quería bajarle centímetros a aquella circunferencia abdominal, que ya no le dejaba ni siquiera inclinarse hacia delante.

En este punto inicial del camino, siempre planteo dos preguntas sencillas a mis pacientes. La primera es: «¿Por qué [lo quieres hacer]?». La respuesta, en este caso, fue sin miramientos; Andrés lo tenía claro, sabía dónde estaba su motivación personal: «Lo hago por mi nieto». La segunda es: «¿Para qué [lo haces]?». Y él me respondió: «Para jugar con mi nieto en el parque al que lo llevo todos los días por la tarde al salir del colegio. Quiero hacerlo para poder agacharme y para poder correr detrás de él cuando me lo pide. En este momento no puedo, mi nieto es lo más importante para mí y no le quiero fallar».

¡Impresionante! Vaya chute de motivación tenía Andrés; y yo, en aquel momento, me vi con el vello erizado y la emoción contenida. Con un acicate así, nada se le resistiría, nada que se le pusiera delante sería invencible. Andrés recorrió el camino dando los pasos necesarios, alcanzó las metas que debía y el resultado final fue todo un éxito. Perdió los dieciocho kilos que deseaba eliminar, su barriga se fue reduciendo hasta desaparecer y te puedes imaginar lo que disfrutó y disfruta de su nieto. Andrés, todo un ejemplo para su pequeño tesoro.

Cuidar la salud es un acto de responsabilidad con nosotros, pero también lo es hacia nuestros seres queridos, ya que nuestro bienestar afecta a los que nos rodean. Además, mantener una vida saludable nos convierte en un ejemplo positivo para amigos, familiares y, especialmente, para las generaciones más jóvenes.

Es habitual encontrarse con personas que ven en el cuidado de la salud un obstáculo que puede limitar el disfrute de los placeres de la vida, especialmente aquellos no beneficiosos para la salud, como las comidas insanas y el consumo de alcohol y drogas. La poderosa publicidad y el expansivo *marketing* de la industria alimentaria y del ocio a menudo promueven la idea de indulgencia y disfrute inmediato, y eso influye en esta percepción pública. Además, en muchas culturas las celebraciones y los eventos sociales giran en torno a la comida y la bebida, lo que hace difícil para algunos el disfrute de estas ocasiones sin excesos.

Sin embargo, con la información adecuada sobre cómo disfrutar de los placeres favoritos con moderación y cómo dar mayores oportunidades a las elecciones saludables, junto con la creación de un entorno social que apoye tales elecciones, es posible cambiar esta percepción y demostrar que cuidar la salud y saborear la vida no son objetivos mutuamente excluyentes. En realidad, una buena salud va a mejorar la calidad de vida y aumenta la capacidad de disfrutar de ella en su máximo potencial.

Adoptar un enfoque equilibrado te permitirá gozar de los placeres que la vida ofrece sin poner en riesgo tu bienestar a largo plazo. La moderación y el cuidado personal son claves para una existencia plena, en la que puedas disfrutar de tus actividades favoritas y de todo lo que amas con energía y vitalidad y sin preocupaciones de salud de cara al futuro.

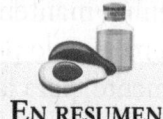

En resumen

Apúntate a hacer el camino conmigo: de acuerdo con tus motivaciones personales, establece metas alcanzables que, una vez cumplidas, sirvan de refuerzo y de estímulo para que cada paso sea sólido y hacia delante, hasta que toda tu vida esté bajo el paraguas de los hábitos y los principios saludables.

2
TRES COMIDAS AL DÍA Y PUNTO. CUALQUIER OTRA COSA, SEGÚN CONVENIENCIA

Hace menos de un año, en una cafetería de una universidad de Madrid a la que fui a dar una charla, estaban dos chicos a los que posteriormente conocí, Amelia y Hugo. En un momento de su conversación, Amelia, una apasionada estudiante de Nutrición, expuso su punto de vista con respecto a uno de los temas sobre los que más ríos de tinta se han escrito en lo que a alimentación se refiere: ¿cuántas comidas debemos hacer al día? «La clave de una vida saludable, querido Hugo, es mantener el metabolismo activo». Y añadió: «Imagina tu cuerpo como una máquina. Si le das combustible con regularidad, funcionará de manera óptima. Al dividir nuestras ingestas en cinco más pequeñas, evitaremos los picos y valles de azúcar en sangre, mantendremos la energía constante y esquivaremos los habituales atracones. Además, comer más frecuentemente contribuye a mejorar la digestión y la absorción de nutrientes». «Tampoco olvidemos el bienestar mental», señaló Amelia con una sonrisa; «las cinco comidas al día nos ayudarán a estar más activos y de mejor humor. Un pequeño tentempié a media mañana o media tarde puede ser justo lo que necesitamos para seguir adelante sin sentirnos agotados e irritables».

Al otro lado de la mesa, Hugo, estudiante de Biología, desarrolló su argumento con mucha convicción: «La simplicidad es la clave. Nuestro sistema digestivo no está diseñado para trabajar constantemente. Con tres comidas bien equilibradas, permitimos que el cuerpo procese los alimentos de manera eficiente, tenga tiempo para recuperarse entre cada ingesta y le sea fácil conservar un déficit calórico si ese es nuestro objetivo, todo ello para ayudar a controlar el peso y mejorar la salud metabólica. Y, en términos de estilo de vida, no necesitaremos estar pendientes de comer cada poco tiempo, lo que nos permitirá centrarnos en otras actividades».

El debate estaba servido.

CUÁNTO, CUÁNDO, CÓMO Y QUÉ

Es cierto que lo de hacer cinco comidas al día ha quedado establecido casi como un dogma de fe y, en algunos ámbitos, como un principio irrefutable. Pero yo no lo veo así, y la ciencia, tampoco. Comprobarás al final del capítulo que las pautas son claras y concisas. Quienes han defendido hasta la saciedad —nunca mejor dicho— este esquema se han basado principalmente en que, por un lado, se consigue reducir el hambre mediante tentempiés de media mañana y media tarde y, por otro lado, se evitaban los picos de azúcar en sangre.

No hay evidencia científica alguna que demuestre que comer cinco veces al día aporte beneficios significativos frente a hacerlo tres o cuatro. Y ya te adelanto —porque sé que lo estás pensando— que el ayuno intermitente tampoco supone grandes puntos positivos en salud, salvo casos muy concretos.

Lo verdaderamente importante es el qué y el cómo. Dicho de otra manera, la clave es que lo que te lleves a la boca sea sano y nutritivo tanto por el tipo de alimento como por su preparación. El número de comidas al día del que debemos de partir, en mi opinión, es tres, y, según la conveniencia y las necesidades de cada persona, llevarlo a cuatro o cinco —incluso a seis, como en los pacientes diabéticos— o reducirlo a dos o a uno, en una de las formas de ayuno intermitente, si es menester.

Si a ti te va mejor hacer cinco comidas al día porque eso te permite llevar una dieta saludable y controlar el apetito, te diría que no cambies, pero, si eres de las personas que funcionan mejor con tres porque los tentempiés te suponen un contratiempo o, simplemente, en ese momento no tienes hambre, te animo a seguir con tres. Habla con tu cuerpo, pregúntale, escúchalo: encontrarás la respuesta.

También es importante entender que las necesidades energéticas de cada persona son diferentes: no precisa el mismo aporte alguien cuyo trabajo es sedentario que aquel que tiene una alta actividad física laboral o que, al acabar su jornada, va al gimnasio a realizar sesenta minutos de ejercicio aeróbico y anaeróbico. Además, la propia situación familiar y laboral condiciona los horarios de las comidas e incluso imposibilita ciertas ingestas. Y no solo eso: intentar llevarlas a cabo, con las sempiternas prisas, puede conducir a hacerlo rápido y mal.

Imagínate a un guardia civil de Tráfico que debe seguir una ruta en moto para controlar la circulación en el caluroso verano desde primera hora de la mañana hasta mediodía. Estoy seguro de que el tentempié de media mañana se le hace cuesta arriba, sobre todo si pretende tomarse una fruta que previamente debe pelar o un yogur que ha de mantenerse refrigerado. Es posible que, para cumplir con esta ingesta —porque alguien lo ha convencido de que es lo mejor—, lleve unas galletas que se pueda terminar en un minuto o incluso al mismo tiempo que conduce. Mi recomendación es que, si esta es la elección, mejor que no coma nada.

Es habitual que, con el ritmo al que vivimos, omitamos comidas o únicamente realicemos pequeños —o no tan pequeños— aperitivos durante el día, por lo general hipercalóricos, además de poco saciantes (el pincho de tortilla con pan de harina refinada, el bocata de chorizo industrial, las barritas mal llamadas energéticas o la palmera de chocolate tamaño XL), y concentremos la mayor parte de nuestra ingesta a última hora, ya en casa y relajados..., pero también con los depósitos de energía bajo mínimos, lo que nos lleva a sentir una apetencia imperiosa, intransigente y voraz por alimentos ricos en grasas saturadas, grasas trans y azúcares que no precisan una importante elaboración, es decir, esos ultraprocesados que como mucho requieren un golpe de calor en el microondas o, si es invierno, un bol de leche, seguramente desnatada, con cacao azucarado y cereales insanos, acompañado de tres galletas de las que prometen ayudar a una mejor digestión. Ingerimos formidables bombas calóricas nocturnas que nos permiten ir a la cama llenitos de energía almacenada en forma de grasa y de un gran complejo de culpabilidad que en ocasiones conseguimos aplacar con un yogur, por supuesto, desnatado, ya que nos han contado que «los enteros engordan más».

Déjame darle a todo una vuelta de tuerca y hablarte de la importancia de adaptar las comidas al reloj biológico, un elemento muy influyente en nuestro consumo energético. Aquellas personas cuyos horarios de comidas son irregulares experimentan un incremento en su peso, mientras que las que conservan la regularidad horaria y una determinada frecuencia consiguen establecer estrategias metabólicas que contribuyen a una mejor asimilación de los nutrientes y a un mayor control del peso.

Por otro lado, no podemos olvidar nuestra genética ni que seguimos conservando genes ahorradores. Estos genes favorecen el almacenamiento de energía ante momentos de escasez de alimentos, una herencia de la época prehistórica del ser humano cazador: el día que lograba una presa, comía hasta no poder más para que hubiese un excedente que acumulaba en forma de grasa de la que ir echando mano las largas jornadas de hambruna. En los eternos días en que no había nada que llevarse a la boca, los genes en cuestión bajaban su consumo metabólico —como si pusieran el motor a ralentí— para que el depósito de grasa durase más tiempo y contribuyese a la supervivencia, a la espera de una nueva presa. Por eso, si comemos con cierta frecuencia y evitamos ayunos de más de doce horas, los genes ahorradores permanecen inactivos y, de alguna manera, adiestramos al metabolismo para que no necesite almacenar energía.

La cena debe ser temprana y ligera en cuanto a la carga energética procedente de hidratos y de grasa.

Si hablamos de repartir las ingestas en tres tomas diarias, te recomiendo que las más abundantes sean en la primera parte de la jornada (el desayuno y la comida), cuando mayor actividad física e intelectual desarrollamos. Por la tarde y la noche, cuando el cuerpo se prepara físicamente para el descanso y metabólicamente para el ayuno nocturno, es conveniente reducir la cuantía calórica. Es decir, la cena debe ser ligera, en cuanto a su carga energética procedente de hidratos y de grasa, y temprana, de manera que un ayuno de unas once o doce horas, hasta la mañana siguiente, permita quemar grasa almacenada, pero sin tiempo para que los genes ahorradores entren en funcionamiento. Con esto no me refiero a que la cena deba ser escasa en cantidad, sino que puede ser perfectamente completa y saciante, siempre que se base en alimentos de origen vegetal y se acompañe de una fuente de proteína. Te lo matizo en los capítulos 4 y 6.

Algo más te quiero decir: si eres de las personas que cenan pasadas las ocho o nueve de la noche —y más aún si lo haces de manera abundante y poco saludable— estás rompiendo los ritmos biológicos y hormonales, lo que favorece el ahorro de energía y, por consiguiente, la ganancia de peso en forma de grasa.

Con respecto a la microbiota, muy en auge en los últimos tiempos —y no es para menos, dada su vital importancia en el metabolismo y en muchos procesos del organismo, además de su relación con nuestro sistema nervioso a través del eje intestino-cerebro—, sabemos que, para un mejor funcionamiento de la flora intestinal y para no generar alteraciones perjudiciales sobre la misma, es clave consumir alimentos nutritivos e hidratos específicos (te hablaré de ellos más adelante) y que los horarios de las ingestas se ajusten a los ritmos biológicos.

Llegados a estas alturas del capítulo, déjame pedirte que no te compliques, que lo más conveniente es hacer tres comidas al día, aunque no existe una recomendación única para toda la población. Debemos alimentarnos principalmente cuando tenemos hambre, siguiendo los ritmos biológicos, basándonos en los conceptos de la dieta mediterránea y atlántica, con productos adecuados y saludables desde el punto de vista nutricional e intentando que las cenas no sean tardías ni copiosas en el terreno energético.

No obstante, si habías decidido hacer únicamente tres comidas al día y de repente te apetece o te das cuenta de que funcionas mejor tomando a media mañana una o dos piezas de fruta con un puñado de frutos secos naturales, no lo dudes: adelante.

¿DE QUÉ HABLAMOS CUANDO NOS REFERIMOS A LOS RITMOS BIOLÓGICOS?

Los ritmos biológicos son los ciclos naturales físicos, mentales, emocionales y de comportamiento que siguen un patrón regular en cualquier organismo vivo y que están influidos por factores internos, como las hormonas, y externos, como la luz y la temperatura. Estos ciclos o ritmos corporales tienen un papel esencial en la función de nuestros órganos y aparatos y, por tanto, en la salud física y el bienestar emocional. Los ritmos circadianos duran aproximadamente veinticuatro horas y regulan, a través del hipotálamo, funciones como la vigilia, el sueño, la temperatura corporal y la producción y liberación de ciertas hormonas. Otros ritmos son los ultradianos, que están relacionados con los ciclos del sueño (ligero, profundo, REM), y los infradianos, asociados al ciclo menstrual.

Una desregulación o desincronización de los ritmos biológicos, consecuencia del trabajo por turnos, el *jet lag* o, simplemente, una vida desorganizada y sin rutinas, puede tener efectos perjudiciales en la salud en general y en el metabolismo y el estado emocional en particular.

En una petición de mínimos, bastaría con mantener rutinas regulares de horarios de comida y sueño, junto con una exposición adecuada a la luz natural, para que los ritmos estuvieran sincronizados y, así, facilitar el adecuado funcionamiento del cuerpo.

LOS BROTES VERDES DEL AYUNO INTERMITENTE

En el lado opuesto de lo comentado hasta ahora, están aquellos que apoyan concentrar la ingesta de alimentos en una franja de seis u ocho horas al día o, como máximo, de doce. Es el conocido ayuno intermitente, en el que se consume comida en dos o tres tomas ceñidas a un corto espacio de tiempo. Sabemos que, de esta manera y en los momentos de ayuno, el cuerpo echa mano de las reservas, primero del glucógeno hepático (la forma de almacenar hidratos) y luego del gran depósito de grasas, lo que puede permitir bajar de peso si, además, conseguimos mantener ingestas saludables.

Aunque algunos estudios han encontrado un cierto beneficio del ayuno intermitente sobre algunos marcadores biológicos y bioquímicos, estos hallazgos debemos tomarlos por ahora con cautela, pues las investigaciones no son concluyentes, a la espera de los resultados de los muchos trabajos que están en marcha y de los que estoy seguro de que pronto arrojarán más luz sobre esta tendencia alimentaria. No obstante, si piensas seguirla, primero busca consejo médico, en especial si padeces alguna enfermedad de base.

Mi opinión es que el ayuno intermitente puede servir para un grupo muy reducido de personas, como las que son capaces de controlar el hambre tras largos períodos de privación; de otra manera, no tiene sentido. Pasar entre doce y dieciséis horas sin ingerir alimentos, además de quemar unos pocos gramos extra, supone que la mayoría de las personas que lo intentan acaben por darse atracones y almacenar más grasa de la que han conseguido metabolizar con el ayuno. En sintonía con algunos estudios, mi experiencia me dice que puede fomentar desórdenes alimenticios, como anorexia nerviosa y, sobre todo, bulimia ante el sentimiento de culpabilidad por llevar a cabo compulsivas ingestas excesivas.

Tampoco es menor el riesgo de sufrir problemas de vesícula. Se trata de una especie de saquito ubicado bajo el hígado y que está programado para descargar sus depósitos de bilis en el intestino cada seis u ocho horas para ayudar a la digestión, principalmente de las grasas. Si no lleva a cabo tales descargas con esa periodicidad debido a que no pasa comida por el aparato digestivo durante largos períodos, la bilis se consolida en forma de cálculos que provocan los dolorosos cólicos biliares o infecciones en forma de colecistitis agudas.

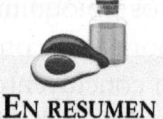

En resumen

Come cuando tengas hambre, pero trata de hacerlo tres veces al día de forma saludable, estable y regular en cuanto a los horarios, de acuerdo con nuestros ritmos biológicos. Si, por tu conveniencia o necesidades, te encuentras mejor con las fórmulas de cuatro o cinco comidas al día, o incluso con el ayuno intermitente, pues adelante. Si te surgen dudas sobre qué camino seguir y cuál es la fórmula que más te conviene de acuerdo con tu metabolismo, tus necesidades y tu estilo de vida, recuerda que cuentas con el consejo de los profesionales sanitarios: estamos aquí para ayudarte.

3
EL DESAYUNO ES IMPORTANTE, PERO NO MÁS QUE LA COMIDA O LA CENA

Estamos a finales del mes de junio y he venido con mi mujer, Lucía, y nuestra hija, Martina, de cuatro años, a pasar unos días en casa de mis cuñados, Mónica e Iván. El lunes por la mañana, Martina aparece en la cocina medio dormida y se acerca a la mesa; Mónica le da los buenos días con mucho cariño y le coloca delante un plato de frutas frescas (fresas, arándanos y cerezas) y tortitas de avena y plátano y un vaso de leche entera:

—Venga, a desayunar, que es fundamental.

—Tía, ¿por qué siempre dices eso del desayuno?

—El desayuno es la comida más importante del día porque es la primera que tomamos después de muchas horas de sueño y descanso. Imagina que tu cuerpo es como el coche de papi: necesita echarle gasolina para que arranque y funcione bien y pueda llevarte dentro de un rato al colegio.

—Pero a veces no me apetece... —replica mi hija.

—Lo sé, pero debes pensar que, cuando desayunas, tu cerebro y tu cuerpo reciben la energía suficiente para aprender en el cole y tener más ganas de jugar con tus amigos. Además, el desayuno te ayuda a estar contenta la mañana entera.

—Está bien —acepta Martina después de unos segundos de reflexión—, voy a comérmelo todo ¡porque hoy es el último de clase y tengo que pasármelo muy bien!

Como dice Mónica, después de una placentera noche, nuestro cuerpo está en disposición de lanzarse a por un desayuno, puesto que acabamos de transitar por el espacio de tiempo más largo del día sin ingerir alimentos y llega el momento de romper con el ayuno, es decir, estamos ante el *des-ayuno*. Desde tiempos inmemoriales nos bombardean con cantidad de esquemas que, en algunos casos, son tan contradictorios que nos mantienen confundidos.

No tenemos claro si tostadas sí o tostadas no, si zumo sí o zumo no o si galletas de las de toda la vida sí... o es mejor ni olerlas. Con respecto a estas últimas, hace unos meses una paciente me comentaba: «Doctor, pero ¿qué me va a pasar por comerme tres galletas maría, solo tres, si, además, las incluyen algunos nutricionistas en sus dietas? ¿Acaso no ha visto alguna vez que a media tarde recomiendan tres o cuatro galletas maría con un vaso de leche desnatada?». Pues, sin más dilación, nos metemos en harina —y no en la de las galletas— y vamos con algunos errores.

Estoy seguro de que has escuchado en múltiples ocasiones aquello de «desayuna como un rey, come como un príncipe y cena como un mendigo», un mensaje que ha calado en nuestras abuelas y en nuestros amigos desde la infancia hasta la edad adulta;

pero, sobre todo, se trata de un mensaje interesado con un claro beneficiario, la industria alimentaria, concretamente, aquellas marcas que elaboran productos para la comida de primera hora de la mañana.

A menudo se piensa que saltarse el desayuno puede ayudar a perder peso, quemar grasas o acelerar el metabolismo, pero no siempre es así. Múltiples investigaciones han demostrado que desayunar es beneficioso para controlar el peso y mantener los niveles de energía estables a lo largo del día: las personas que acostumbran a no desayunar o que únicamente toman algo ligero tienden a comer más durante el resto de la jornada que aquellas que hacen un desayuno saludable y saciante.

Te lo explico de otra manera. Existen personas que acumulan hambre, es decir, no desayunan y, a lo largo de la mañana, sus ganas de comer van aumentando hasta que llega un instante en el que literalmente se lanzan a por lo que primero y más rápidamente se pueden llevar a la boca, ya sea el bocata de panceta de la cafetería, el dónut de la tienda que hay de camino a casa, el queso y el chorizo de la nevera o el paquete de galletas con chocolate que compramos ayer para celebrar la fiesta de cumple de nuestro hijo o nuestro compañero de piso.

Para estas personas es aconsejable realizar un desayuno a primera hora o un desayuno diferido (dos o tres horas después de levantarse, habitualmente en el lugar de trabajo); así, controlarán esa hambre que las asalta y que crece y crece sin piedad ni compasión.

Si, por el contrario, optas por no desayunar o solo tomar un cafecito, estarás consiguiendo que, con el paso de las horas desde la última ingesta, y con más intensidad cuanto mayor sea el ayuno, los depósitos de carbohidratos se agoten y obligarás a que tu metabolismo comience a quemar los de grasa; con ello podrá iniciar de manera progresiva una reducción de peso, siempre y cuando el resto del día no te atiborres a alimentos de alto valor calórico, de lo que hablaremos más adelante.

¿Qué dicen los estudios más sólidos hasta el momento? Me gustaría destacar uno de mi admirado doctor Valentín Fuster (director del Instituto Cardiovascular del Hospital Monte Sinaí, en Nueva York, y director general del Centro Nacional de Investigaciones Cardiovasculares) en el que se observa que quienes no desayunaban o únicamente tomaban algo líquido a primera hora (café o zumo) desarrollaban de manera precoz la temida enfermedad arteriosclerótica, es decir, placas de grasa en sus arterias, la semilla para padecer un infarto de miocardio o un ictus. Algo que me llamó la atención fue que esas mismas personas seguían comportamientos y hábitos menos saludables. Se encontró una asociación entre no desayunar o hacerlo de forma muy ligera y tener una alimentación insana en general, además de un mayor sedentarismo.

Desayunar de manera saludable mejora el rendimiento cognitivo, tanto la memoria como la concentración y la capacidad de atención, especialmente en niños y adolescentes. También existen evidencias que sugieren que las personas que desayunan suelen tener más éxito en la pérdida de peso y en su mantenimiento a largo plazo. Por otro lado, disfrutan de un mejor perfil nutricional (con carbohidratos, proteínas, grasas saludables, fibra, vitaminas, minerales y antioxidantes), ya que es posible que, gracias al desayuno, consuman alimentos que, como la fruta, los lácteos y las semillas, no tomarían en sus comidas ni en sus cenas.

También hemos visto que desayunar de forma regular y sana se asocia con un menor riesgo de desarrollar algunas enfermedades crónicas bastante prevalentes en nuestra sociedad, como las enfermedades cardíacas, la diabetes tipo 2, los problemas vesiculares y el síndrome metabólico. En este último se incluyen la hipertensión arterial, los niveles sanguíneos altos de colesterol y triglicéridos, la resistencia a la acción de la insulina que predispone a niveles elevados de glucosa en sangre y la más que peligrosa obesidad abdominal.

> ## ▶ MIDE TU CINTURA ABDOMINAL ◀

La cantidad de grasa abdominal es un indicador del estado de tu salud y, principalmente, permite evaluar el riesgo de sufrir la primera causa de muerte en el mundo: las enfermedades cardiovasculares. ¿Qué te parece si vamos por pasos?

1. Hazte con una cinta métrica flexible que no sea elástica.
2. Quítate la ropa de cintura para arriba y colócate delante de un espejo con los pies juntos y el abdomen relajado.
3. Coloca la cinta métrica alrededor de tu cintura, nivelada, pero sin apretar, en el punto medio entre el borde inferior de tus costillas y la parte superior de los huesos de la pelvis. Si lo necesitas, ayúdate de un bolígrafo para

marcar el punto exacto, aunque suele coincidir encima del ombligo.

4. Sin meter el abdomen, lee la medida.

En el caso de los hombres:
— A partir de una cintura superior a 94 cm, comienza a aumentar el riesgo cardiovascular.
— Existe un alto riesgo cardiovascular si la cintura abdominal es mayor de 102 cm.

En el caso de las mujeres:
— Comienza a aumentar el riesgo cardiovascular a partir de una cintura superior a 80 cm.
— Hay un alto riesgo cardiovascular si la cintura abdominal supera los 88 cm.

En resumen, el desayuno no es la comida más importante del día: lo realmente importante para la salud es lo que comemos. Es preferible desayunar siempre que sea de manera sana y saludable. Si, por el contrario, nuestro hábito es comenzar el día con bollería y cereales azucarados, te aconsejo que esperes a sentir hambre de verdad —esa que invita a elegir alimentos sanos— o que, simplemente, no desayunes. Algunos pacientes me cuentan que les cuesta mucho comer nada más levantarse, que no tienen apetito. No pasa nada por desayunar más tarde o incluso por hacerlo a media mañana con *snacks* nutritivos.

Recuerda lo que hemos hablado del refuerzo positivo en el primer capítulo: posiblemente, al principio te cueste, pues romper costumbres no es sencillo, pero, una vez que hayas reeducado tu paladar hacia alimentos beneficiosos a primera hora del día, todo te resultará más fácil.

Y una última puntualización: no existen ni los alimentos imprescindibles ni los que son puro veneno. Lo más importante es que nuestra dieta sea en conjunto sana y saludable; si, de vez en cuando —y sin pasarse—, te apetece desayunar unos pocos churritos o un cruasán, no te castigues. Salirse ocasionalmente de la línea trazada y romper con las rutinas ayuda a volver a ellas con más fuerza. En definitiva, un gustito puntual motiva y mejora el estado emocional.

> **ANALÍTICA EN AYUNAS: MITO O REALIDAD MÉDICA** ◀
>
> ¿Es necesario hacer siempre las analíticas con ocho horas de ayuno? Pues no: depende de los parámetros que se desee medir. Si lo que quieres es saber tus valores de glucosa, colesterol, triglicéridos, hierro o potasio, resulta obligatorio sin lugar a duda; sin embargo, existen otros estudios, como el hemograma (para conocer si padeces anemia y cuál es la composición de plaquetas o glóbulos blancos), que se pueden realizar tras un desayuno saludable.
>
> Tampoco es necesario acudir en ayunas al control del tratamiento anticoagulante (Sintrom) ni para observar los valores de transaminasas, creatinina, hormonas tiroideas, PSA, vitamina D y hemoglobina glicosilada, entre otros. Antes de una analítica pregunta a tu médico o a tu enfermera.

UNA PROPUESTA DE DESAYUNO EQUILIBRADO

A continuación te recomiendo alimentos con los que te sentirás fenomenal durante el día:

— Las frutas y verduras son excelentes fuentes de fibra, vitaminas, minerales y antioxidantes. Opta por frutas frescas y de temporada y por otros vegetales, como los tomates y los aguacates. No pasa nada si te apetece incluir unas legumbres y comerte una tapita de lentejas que te quedó del día anterior o unas espinacas con huevo revuelto.

— Los cereales integrales proporcionan carbohidratos complejos, fibra y una variedad interesante de nutrientes. El abanico es amplio y va desde la avena, la quinoa y el trigo integral hasta el centeno o el arroz integral. Revisa las etiquetas de los envases, pues algunos están cargados de azúcares.

— Las proteínas son importantes para mantener la saciedad y promover la construcción y la reparación musculares. Buenas fuentes de proteínas magras son los huevos, la leche entera, el yogur natural o el griego sin nata, el tofu, el *tempeh,* las legumbres, el jamón, la cecina y el pavo o la pechuga de pollo naturales.

— Las grasas saludables, como las que se encuentran en los frutos secos, las semillas, el aguacate y el aceite de oliva, son importantes para potenciar la salud cardiovascular y para generar saciedad.

— No quiero dejar fuera las bebidas vegetales como alternativa, pero fíjate bien en las etiquetas y, sobre todo, en las cantidades de azúcar y el porcentaje de vegetal que aportan. Algunas marcas únicamente contienen un 2 o un 3 % de soja, almendra, arroz o avena. Si es el caso, te aconsejo tomar un vaso de agua con cuatro almendras: te saldrá más barato y evitarás consumir azúcar extra.

Al combinar estos alimentos en el desayuno, se puede crear una comida equilibrada que proporcione energía para toda la mañana, promueva una saciedad suficiente para no caer en el picoteo y brinde una variedad de nutrientes esenciales para comenzar el día de manera más que saludable. Lo notarás en tu rendimiento físico y mental.

Hace unos años se le recriminó dura e injustamente a una madre que en redes sociales publicase un desayuno con garbanzos y vegetales que le había preparado a su hijo. ¿Acaso es mejor darle unas galletas con chocolate? Quizá estemos muy influidos por la publicidad de las grandes marcas, que nos han señalado un camino que es el que entendemos, de manera inconsciente, como *lo normal*. Y *lo normal* es darle a un niño unas galletas para desayunar y no unos garbanzos, que es un plato para la hora de comer. Pues no: no hay que aceptar como costumbre algo que es a todas luces insano solo porque nos lo dice la potente industria con mensajes muy emocionales que van directos al subconsciente.

Quizá te suenen mensajes como «despierta con energía» y «el comienzo perfecto de tu día» para anunciar cereales que son auténticas bombas de azúcar disfrazadas con letras enormes que dicen «con ocho vitaminas y siete minerales» y acompañadas de la figura estilizada de una persona feliz.

La industria alimentaria sabe que nuestro subconsciente es muy manipulable, y, a través de grandes inversiones en *marketing* y publicidad, lanza mensajes breves, pegajosos, que atraen fácilmente la atención y que se recuerdan con poco esfuerzo. Son mensajes cargados de estímulos visuales y verbales, de colores brillantes, de imágenes llamativas y con eslóganes ingeniosos que provocan respuestas emocionales rápidas y la toma de decisiones de compras impulsivas, sin un análisis detallado de la necesidad o el valor del producto. Estas estrategias están diseñadas no solo para informar al consumidor, sino también para guiar y moldear sus preferencias y comportamientos.

LA FRUTA SE MASTICA, NO SE BEBE

Aunque los zumos de frutas pueden parecer saludables, incluidos los caseros, a menudo contienen grandes cantidades de azúcar y carecen de fibra. Obviamente, en el caso de los zumos industriales, basta con mirar de reojo la etiqueta para comprobar las ingentes cantidades de azúcar que contienen y, por ende, de calorías. Algunas marcas llegan a la escalofriante cifra de veintisiete gramos en doscientos cincuenta mililitros (un vaso), lo que supone casi siete terrones de azúcar.

Pero me quiero centrar en los amnistiados zumos caseros, que, por aquello de que son naturales, reciben nuestra bendición. Pues no. Un zumo casero no equivale a una ración de fruta, pero sí equivale a una importante cantidad de azúcar. Si una naranja de tamaño medio contiene unos doce gramos de azúcar intrínseco —azúcar naturalmente presente y nada perjudicial para la salud si lo consumimos como parte de la pieza entera, gajo a gajo—, imagínate si preparas un zumo con tres naranjas.

Cuando hacemos zumo logramos mantener las vitaminas, pero desechamos la matriz y la fibra de la fruta, lo que convierte la fructosa en un azúcar libre. Al final, es como si te llevases tres terrones a la boca, con sus consecuentes picos de glucosa en sangre. La OMS recomienda no consumir más de veinticinco gramos de azúcar al día. Algunas encuestas señalan que tomamos una media de ciento doce gramos cada veinticuatro horas (es decir, veintiocho terrones: ¿te imaginas su altura si los apilas?), muchos, procedentes de los zumos industriales... y, también, de los exprimidos en casa con naranjas de tu huerta. Además, los zumos no sacian, por lo que es mejor masticar la fruta con su fibra: esto ayuda a que los azúcares intrínsecos se absorban más lentamente en el intestino, con lo que evitamos los temidos picos.

▶ **TRES RAZONES PARA NO TOMAR** ◀
ZUMO DE NARANJA A DIARIO

1. Su alto contenido en azúcar favorece la aparición de diabetes, sobrepeso y caries.
2. Se elimina la fibra de la fruta, por lo que desaprovechamos sus beneficios para mejorar el tránsito intestinal, para evitar el estreñimiento y para reducir el riesgo de cáncer de colon. Además, la fibra es saciante —una ayuda más para mantener el peso— y ralentiza la velocidad de absorción del azúcar en su paso a la sangre.

3. Tomar un zumo de naranja con el estómago vacío o únicamente acompañado de un café por la mañana y casi todas las mañanas del año puede favorecer a largo plazo el desarrollo de una gastritis o de reflujo gastroesofágico por el propio ácido del cítrico.

Elige siempre frutas enteras, mordisco a mordisco, y, si algún día te apetece un zumo natural, hazlo o pídelo, pero limita la cantidad a momentos ocasionales. Te diré que yo lo tomo cuando se acaba una dura guardia de veinticuatro horas en el hospital, pero siempre precedido de alimentos saludables.

NI MANTEQUILLA NI MARGARINA TODOS LOS DÍAS

La mantequilla es de origen animal y se obtiene de los lácteos. Es fuente de vitaminas liposolubles, como las vitaminas A, D, E y K, pero contiene grasas saturadas y colesterol, que aumentan el riesgo de enfermedades cardíacas si las consumimos con frecuencia, más allá de uno o dos días a la semana.

Por otro lado, la margarina es un invento de la industria alimentaria para competir con la mantequilla. Nos han hecho creer que es un producto mejor por el hecho de fabricarse a partir de aceites vegetales, pero muchas de las marcas, sobre todo las primeras que salieron al mercado, contenían grasas trans, las que, dentro de los lípidos, más aumentan el colesterol LDL (el *malo*) y disminuyen el colesterol HDL (el *bueno*) y las que más se asocian a enfermedades cardiovasculares.

En general, si lo que pretendes es reducir tu ingesta de grasas saturadas y colesterol, la margarina puede ser una mejor opción frente a la mantequilla. Sin embargo, es importante elegir margarinas que no contengan grasas trans y que estén hechas de aceites vegetales. Sin embargo, tampoco debes pasarte, pues son principalmente ácidos grasos omega 6. Un exceso de omega 6 crea un desequilibrio en el balance con los ácidos grasos omega 3, y ello, a su vez, se asocia a inflamación crónica, que deriva en problemas de salud: enfermedades cardíacas, diabetes tipo 2, obesidad, enfermedad metabólica, asma y condiciones autoinmunes.

El desequilibrio también tiene un importante impacto en el estado mental, incluidas la depresión y la ansiedad. Los omega 3 poseen propiedades antiinflamatorias que pueden proteger contra el deterioro neuronal y promover una mejor función cerebral.

Se calcula que una proporción de entre 1:1 y 4:1 de omega 6 con respecto a omega 3 es ideal para la salud. Sin embargo, en las dietas occidentales modernas, debido en especial al consumo de aceites vegetales, esta relación a menudo es significativamente más alta (de hasta 16:1 o más), lo cual resulta muy preocupante.

En definitiva, la clave es que el consumo de mantequilla o margarina se realice con mucha moderación, nunca a diario: te diría que no más de dos veces por semana, en pequeñas cantidades y como parte de una dieta equilibrada. Opta por las versiones más saludables en cuanto a su contenido en grasas y otros nutrientes.

1. Un bol de leche entera con copos de avena y una pieza de fruta de temporada o un puñado de frutos rojos.
2. Una tostada de pan integral con medio aguacate, dos rodajas de tomate y semillas de chía.
3. Un batido de leche entera o bebida vegetal, cinco cucharadas soperas de avena, cinco fresas y un plátano mediano.
4. Un vaso de bebida vegetal sin azúcares añadidos con una onza de chocolate negro (del 70 % o más) y dos piezas de fruta.

Que no se te queme la tostada

¿Sabes qué pasa cuando se te quema la tostada? No es solo que esté amarga; se produce una sustancia química nada recomendable llamada acrilamida, que se forma principalmente en los alimentos que contienen almidón y aminoácidos (sobre todo, asparagina) al ser sometidos a temperaturas superiores a ciento veinte grados centígrados, en lo que se conoce como reacción química de Maillard.

▶ **Tres consejos para que no te quemes** ◀

1. Reduce el tiempo de tus frituras y evita que superen los ciento veinte grados centígrados. Mejor aún: evita las frituras.

2. No reutilices el aceite para freír más de dos o tres veces. Si observas que humea, deséchalo inmediatamente: significa que se ha quemado, no lo guardes para una próxima ocasión.

3. Las patatas para freír córtalas en rodajas finas; cuanto más gruesas sean, más fácil será que se quemen, pues necesitarán mayor tiempo de cocinado.

Antes de comerte una tostada quemada, piénsatelo dos veces, pues esta sustancia, que también puede aparecer en las patatas fritas, las galletas o el *socarrat* de una paella, es un «probable cancerígeno humano», según la propia definición de la OMS. También es potencialmente neurotóxica, ya que ataca las proteínas de las neuronas y sus sistemas de protección, lo que aumenta el riesgo de padecer enfermedades neurodegenerativas, como alzhéimer, párkinson o esclerosis lateral amiotrófica. Además, el daño es sumatorio, es decir, se acumula en las células del organismo: a mayor consumo, mayor riesgo de efectos perjudiciales.

Ya sé que te cuesta tirar la comida, pero en este caso no lo dudes. Si la tostada o la patata se te quema, tírala, no la raspes con el cuchillo: siempre quedará acrilamida.

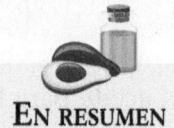

En resumen

Un desayuno saludable debe incluir una combinación equilibrada de nutrientes, como carbohidratos, proteínas, grasas saludables, fibra, vitaminas y minerales. Pero entendamos bien el concepto: no todo ello tiene que estar presente en un mismo desayuno; si no hemos introducido las grasas saludables a primera hora, puedes estar tranquilo, pues te quedan varias ingestas a lo largo de la jornada para hacerlo —y, si tampoco así lo consigues, espera al desayuno de mañana—.

4
NO ES CENAR COMO UN MENDIGO, ES CENAR SANO Y SIN ALMACENAR

La sabiduría de las abuelas no está exenta de frases lapidarias sobre las cenas —«una buena cena te prepara para un buen día mañana», «las cenas ligeras pero nutritivas son el secreto de una vida larga y sana»— o sobre el sueño y el descanso —«no te vayas a la cama con el estómago vacío, que luego no descansas»—. Dejo para el final una clásica de mi abuela Felicidad que hacía referencia a las frías noches de invierno en Orense: «No cenar es como irse a dormir sin manta abrigosa y pijama de franela».

Cenar ligero no quiere decir que te tomes dos hojas de lechuga, un espárrago y tres bocados de pechuga de pollo a la plancha perdidos en una esquina del plato. La idea es nutrirse sin almacenar energía procedente de los excesos, lo que significa elegir alimentos saludables, saciantes y con bajo valor calórico (eso sí, nada impide que tu plato esté a rebosar si introduces una mayoría de productos de origen vegetal). De lo contrario, la cena puede fomentar la ganancia de grasa y de peso por razones metabólicas individuales, el tipo y la preparación de los alimentos y la actividad física.

Ya hemos visto que el cuerpo humano tiene unos ritmos biológicos que regulan diversas funciones. Así, el metabolismo se enlentece por la noche, y, por tanto, el consumo calórico corporal es menor. Es fácil de comprender: con el final del día, el cuerpo entiende que llega un período de descanso; en consecuencia, baja la actividad y el consumo de los distintos órganos (el corazón, el cerebro, los riñones, los pulmones...), por lo que necesita quemar menos calorías.

Si incluimos alimentos ricos en azúcares, grasas o etanol, es decir, productos con alto índice calórico —como ultraprocesados, comida rápida o basura, frituras, dulces o bebidas alcohólicas—, aseguramos un excedente energético que se almacenará de manera irremediable en forma de grasa y en una ganancia de kilos en la báscula.

Por otra parte, realizar cenas muy abundantes y tardías puede afectar al sueño y provocar desde que nos cueste conciliarlo hasta que tengamos despertares nocturnos, pasando por una alteración de su calidad y su estructura. Todo ello conlleva modificaciones metabólicas y alteraciones en la liberación hormonal en la sangre (insulina, glucagón, cortisol y hormona de crecimiento, por ejemplo), con consecuencias negativas sobre el propio metabolismo, el control del apetito y el consumo de energía. A ello se suma que la digestión durante el sueño es menos eficiente y facilita un mayor almacenamiento de calorías en forma de grasa.

> ▶ **CUATRO EJEMPLOS DE CENAS SALUDABLES** ◀

1. Ensalada de pollo a la plancha: tacos de pechuga de pollo a la plancha, rúcula, hojas de espinaca, tomates *cherry,* un aguacate en cuadrados y un aliño de aceite de oliva virgen y limón o vinagre.
2. Pescado con verduras al horno: una lubina de ración o una porción de salmón con espárragos, zanahorias, pimientos rojos y zanahorias; todo ello al horno con aceite de oliva virgen y sazonado con especias.
3. Sopa de lentejas y verduras con huevo: lentejas cocidas, zanahorias, tomate, apio, calabacín, espinacas y un huevo cocido troceado.
4. Filete de pollo y verduras a la plancha: un filete de pollo con espárragos verdes, setas, berenjena y brócoli.

CUESTIÓN DE HÁBITOS: MOVIMIENTO Y ESTRÉS

El sedentarismo es una lacra poblacional difícil de modificar. En general, nos cuesta movernos. Por eso la actividad física antes o después de cenar suele estar ausente o es muy escasa. Si realizamos algún tipo de ejercicio a lo largo de la tarde, lograremos bajar la cantidad de hidratos almacenados en forma de glucógeno hepático y muscular y su lugar lo ocuparán los nuevos carbohidratos de la cena. Sin embargo, si los depósitos de glucógeno ya están llenos al sentarnos a la mesa, todos los azúcares que entren se almacenarán como grasa, a no ser que, después, decidamos movernos un poco para gastar una parte de energía.

Por otro lado, si llegamos a la noche con un importante estrés derivado de la actividad o los quehaceres diurnos, si estamos aburridos o si simplemente nos enganchamos a la televisión o al móvil mientras cenamos, es muy posible que comencemos a palear alimentos —que en estas situaciones suelen ser muy calóricos y precocinados— hacia nuestra boca sin control, sin conciencia y sin alcanzar la sensación de saciedad hasta que un imponente dolor de estómago nos obligue a parar.

▶ ESTRATEGIAS PARA UNA CENA SALUDABLE ◀

Siguiendo estos enfoques y estrategias, estoy seguro de que a partir de ahora realizarás cenas más sanas y nutritivas: te ayudarán a llevar un estilo de vida saludable y equilibrado y sin riesgo de almacenar grasa ni de ganar peso innecesario.

1. Opta por alimentos ricos desde el punto de vista nutritivo pero bajos en calorías: frutas, verduras, legumbres, tofu, huevos, carnes blancas magras sin piel o pescado.
2. Da prioridad a los alimentos ricos en fibra y proteínas, ya que te aportarán mayor saciedad.
3. Añade grasas saludables en cantidades moderadas y repártelas en las cenas a lo largo

de la semana: frutos secos, aguacate, aceite de oliva virgen o semillas.

4. Modera el consumo de granos integrales y dale mayor protagonismo al desayuno o a la comida. Limita al máximo el consumo de azúcares añadidos y carbohidratos refinados.

5. Evita los ultraprocesados, los precocinados y los alimentos ricos en azúcares y grasas saturadas y trans.

6. Controla las porciones, principalmente las que no correspondan a alimentos vegetales. Ocupa la mitad del plato con verduras de diferente color.

7. Evita las frituras, los rebozados y los empanados.

8. Cena temprano, no más allá de las ocho o las nueve de la noche y al menos dos o tres horas antes de acostarte.

9. Incorpora la actividad física y, como mínimo, sal a caminar durante una hora por la tarde. También vale cualquier otra forma de movimiento o actividad física, como bailar, subir escaleras o jugar un partido de tenis. Y, si te apetece y puedes, haz una caminata ligera de treinta minutos después de cenar para ayudar a quemar parte de las calorías consumidas.

10. No comas cuando sientas estrés o aburrimiento. Come de manera consciente para controlar el tipo de alimentos y sus cantidades. Y hazlo sin distracciones, salvo una tertulia en familia o con amigos.

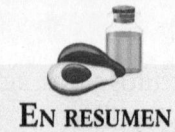

En resumen

La experiencia en la consulta me dice que un alto porcentaje de la población tiende a realizar cenas abundantes que, en muchas ocasiones, se convierten en la ingesta principal del día. El consumo de porciones de gran tamaño y la concentración de la mayor parte de los alimentos de la jornada en una sola toma (en este caso, la cena) favorecen el superávit energético. Además, una cantidad importante de comida justo antes de acostarse no permite quemar muchas calorías adicionales.

Por estas y otras razones suelo decir eso de que «las calorías cuentan, pero no se cuentan», que da título a otro capítulo del libro.

5
LAS CALORÍAS CUENTAN, PERO NO SE CUENTAN

En cierta ocasión, una paciente, Helena, llegó a mi consulta acompañada de su pareja, Andrea, muy preocupada por el tema de las calorías. Me lo expresó así:

—Quería hablar contigo sobre mi dieta. Me he estado centrando mucho en contar calorías últimamente, y me gustaría conocer tu opinión. La verdad es que me siento un poco estresada. Siempre estoy pendiente de las calorías que consumo y me obsesiona la idea de pasar de mi límite diario en cada comida.

—Contar calorías puede ser una herramienta útil para algunas personas, como deportistas de élite en momentos previos a una competición con exigencia de peso o para nutricionistas cuando elaboran esas dietas que todo el mundo acaba aborreciendo y abandonando —le expliqué—. Es importante no obsesionarse con los números y centrarse en la calidad de los alimentos.

—¿Entonces no debería contar calorías en absoluto? ¡Pero si es de lo que nos hablan constantemente en las redes sociales y en algunas consultas de nutrición a las que he ido!

—No necesariamente. No está mal tener una idea general de tu ingesta calórica, pero no debe ser la única medida de la dieta.

—He leído que algunas calorías son mejores que otras, ¿es cierto? —intervino Andrea.

—Exacto. Las calorías de los ultraprocesados con altos niveles de azúcar y grasas insanas no proporcionan los mismos beneficios que las de los alimentos frescos y nutritivos, incluso todo lo contrario: generan inflamación y son fuente de enfermedades crónicas.

—¿Cómo puedo equilibrar mi dieta sin contar cada caloría y sin agobiarme por si me paso? —preguntó Helena—. ¿Hay alguna estrategia que me puedas aconsejar?

—Claro que sí; puedes empezar por planificar comidas basadas en alimentos frescos y de temporada. Una buena orientación es el método del plato: llena la mitad con verduras, frutas y hortalizas, un cuarto con fuentes de proteínas, como legumbres, pescado, huevos o carne magra, y el resto con derivados de cereales enteros. Esto te ayudará a obtener una variedad de nutrientes sin contar caloría a caloría.

—Me gusta la idea, me siento mucho mejor, más aliviada y cómoda. Muchas gracias, Manuel. ¿Cuándo nos volvemos a ver?

Efectivamente, las calorías cuentan, ya que son una unidad de medida que permite cuantificar la energía que nos aportan los alimentos, imprescindible para realizar todas las funciones del cuerpo, desde las más básicas, como el latido del corazón y la respiración, hasta caminar, correr o escalar una montaña.

Es importante que no nos enredemos y que, a la hora de elegirlos, al menos el 80 % de los alimentos no contengan etiquetas ni tablas nutricionales, es decir, sean frescos. No obstante, también te recomiendo incluir buenos procesados, como yogures naturales sin azúcar, conservas vegetales y de pescado en aceite de oliva y cereales integrales, como la avena.

La idea de contar calorías es muy poco atractiva, estresante y nada recomendable, porque a lo único a lo que nos lleva es a elevar aún más la presión sobre cómo alimentarnos y a correr el riesgo de sufrir problemas de ansiedad y depresión o incluso trastornos de la conducta, como anorexia nerviosa y bulimia.

Por la misma razón, tampoco se deben contar las grasas, los hidratos o las proteínas, ni siquiera hay que pesar la comida. Son acciones que carecen de sentido si basamos la dieta en productos frescos y saludables junto a otros poco procesados, como queso fresco o unas judías en frasco de vidrio.

Matemáticas con cabeza

Reducir la dieta a una suma de calorías es una distorsión de la realidad, ya que podemos estar consumiendo una dieta hipocalórica que, al mismo tiempo, sea desequilibrada y hasta poco nutritiva. Imagínate ingerir durante varias semanas solo tres yogures proteicos al día de doscientos cincuenta gramos cada uno, ahora que están de moda: sería a todas luces una dieta hipocalórica, aunque carente de nutrientes esenciales.

Déjame plantearte estrategias que, sin duda, te ayudarán a mantener una alimentación saludable sin necesidad de contar calorías: funcionan muy bien.

1. Elige una alimentación variada basada en alimentos frescos o mínimamente procesados: frutas, verduras, hortalizas, granos integrales, proteínas magras y grasas saludables.

2. Escucha a tu cuerpo y come cuando tengas hambre, de acuerdo con tus ritmos biológicos. Para de comer cuando llegue la saciedad.

3. Disfruta de la comida, saboréala y evita distracciones (móvil, televisión...) que te hagan ingerir de manera inconsciente.

4. Utiliza el momento de la comida para relacionarte con tu familia o un grupo de amigos.

5. Opta por comer en plato pequeño: seguro que tus raciones también serán de menor tamaño.

6. Evita comer directamente de las fuentes, pues perderás la cuenta de lo que has ingerido. Ni siquiera las lleves a la mesa para no tener la tentación de repetir.

7. Planifica las comidas semanalmente para evitar improvisaciones que te lleven a ingerir alimentos ultraprocesados o precocinados.

8. Apóyate en alimentos con un alto índice saciante, es decir, en aquellos que, además de ser nutritivos, logran que se reduzca o anule nuestro apetito en las horas posteriores. Son ejemplo de ello las frutas, los frutos secos, las legumbres y los huevos.

9. Emplea técnicas culinarias saludables: al horno, a la plancha, en agua hirviendo, en tomate natural, al vapor...

10. Bebe agua cuando tengas sed; en ocasiones la confundimos con el hambre.

La publicidad también juega su papel en el recuento de calorías. No hace falta más que observar el bombardeo que recibimos de productos *light* en medios de comunicación y la ingente cantidad de ellos que se encuentran en los estantes de los supermercados. La industria alimentaria nos quiere hacer ver que lo *light* es saludable cuando únicamente se refiere a que el producto en cuestión contiene un 30 % menos de calorías que su versión no *light*. Así, si te compras unas patatas fritas de bolsa *light,* tendrán un tercio menos de calorías que las originales de la misma marca, pero seguirán siendo de escaso valor nutritivo y con un importante valor energético.

Por otra parte, no todas las calorías son iguales, como bien decía Andrea. No es lo mismo tomar un aguacate (doscientos gramos), que proporciona unas trescientas calorías con un gran valor nutritivo y alto poder saciante, que dos magdalenas industriales (ochenta gramos) que proporcionan las mismas calorías, pero de pésima calidad, y son adictivas (detrás de una apetece otra).

El verano pasado una paciente me comentó que se tomaba de postre de la comida un helado tipo polo de hielo porque tenía menos calorías —entre veinte y treinta cuando se componen de agua, edulcorantes y saborizantes artificiales— que el melocotón que consumía su marido —aporta unas sesenta calorías—. Se trata de un planteamiento irracional e ilógico. Insisto, no tienen nada que ver unas calorías con otras, por lo que contar calorías sin pensar en la calidad nutritiva ni en el poder saciante del alimento es una forma sencilla de engañarnos a nosotros mismos.

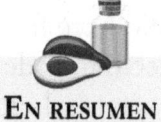

En resumen

Lo importante es pensar en la alimentación de manera global y, si queremos ir más al detalle, informarse de cada alimento en su conjunto, no de sus nutrientes por separado. Dicho de otra manera: preocúpate de que la naranja que tomes hoy sea fresca y de temporada y de que su sabor resulte exquisito, no de la cantidad de fructosa.

6

AZÚCAR, EL GRAN SEÑALADO, LENTO Y ENMASCARADO

No me suelen gustar las películas de buenos y malos y tampoco me parece adecuado clasificar los alimentos bajo conceptos tan extremos, ya que todo depende del prisma y los intereses desde los que se mira. Lo veremos más adelante cuando hablemos del colesterol —desde siempre envuelto en la dualidad de bueno y malo—, pero lo importante no es tener colesterol, que, de hecho, es esencial para la vida, sino evitar tenerlo en niveles elevados.

Con el azúcar pasa algo similar: no lo miramos con los mismos ojos ni le dispensamos el mismo aprecio los médicos que una buena parte de la industria alimentaria, y tampoco es igual consumirlo ocasionalmente que todos los días y en cantidades elevadas. Ni siquiera es lo mismo consumirlo con unos alimentos que con otros; así, por ejemplo, si va acompañado de alimentos ricos en fibra o en grasa (mejor la insaturada rica en omega 3 y ácidos grasos saludables), enlentecemos su absorción intestinal y, por ende, reducimos los potenciales picos de glucosa en sangre.

Pero no todos los azúcares son iguales. Estoy seguro de que has escuchado o comentado alguna vez aquello de «yo no tomo fruta por la noche porque contiene azúcar», que, de acuerdo con otras versiones, consumida a última hora engorda más. Pocas veces se han introducido tantos mitos en un solo párrafo.

Vamos por partes: ¿de qué azúcar hablamos cuando de fruta se trata? De los llamados azúcares intrínsecos, aquellos que nadie ha puesto allí, sino que han sido decisión de la madre naturaleza. Ella ha colocado la fructosa como parte de la matriz alimentaria inalterada de la fruta y de los vegetales en general, junto a la fibra, la cual retarda el proceso de absorción de los azúcares y, en consecuencia, reduce los picos glucémicos. Lo mismo ocurre con los lácteos y la lactosa. Ni esta ni la fructosa son malos, y no hay ninguna evidencia científica de que afecten negativamente a la salud, salvo en los casos demostrados de intolerancia.

Por otro lado, tenemos los azúcares que una mano —la nuestra, la del cocinero, la del fabricante...— o una máquina ha agregado a determinados alimentos, como los cereales del desayuno, los yogures, los fiambres, las galletas o el propio café mañanero. Son los llamados azúcares añadidos y los azúcares libres, que generan problemas de salud tan importantes como la obesidad, la diabetes o las enfermedades cardiovasculares, la principal causa de muerte en el mundo occidental. En este grupo de azúcares también se incluyen los jarabes, los zumos de fruta y los naturalmente presentes en la miel. Sí, en la miel, en cualquier tipo de miel, la casera también: aproximadamente el 80 % de su contenido es azúcar libre; el resto es agua.

¿Sabías que el exceso de azúcar, ese que no utilizamos en un momento dado para producir energía, se almacena como glucógeno? ¿Y que, cuando los depósitos de glucógeno están saturados, el azúcar sobrante se convierte en grasa que, con el tiempo, se acumula y produce sobrepeso y obesidad?

Según la OMS, la toma de azúcar no debe superar el 10 % de la ingesta calórica del día, es decir, veinticinco gramos en adultos y dieciséis gramos en niños.

¿Cuánto azúcar podemos consumir sin que tenga especial repercusión en nuestra salud? No es posible establecer un nivel superior de ingesta tolerable de azúcares añadidos y libres, por lo que la evidencia científica recomienda limitarla. La Agencia Europea de Seguridad Alimentaria (EFSA) y la OMS consideran que debe ser lo más baja posible y en consonancia con una dieta nutricionalmente adecuada.

Aun con todo ello, la OMS se ha mojado en alguna ocasión y ha señalado que el consumo de azúcares no debe ser superior al 10 % de la ingesta calórica diaria, es decir, veinticinco gramos diarios en adultos y dieciséis en niños. Los menores de dos o tres años no deberían ni olerlo tanto por el daño directo que ejerce sobre su salud como para no educar su paladar desde tan pequeños en el sabor dulce.

▶ Cuidado con la canela ◀

Si bien la canela es un magnífico ingrediente para endulzar o dar un agradable sabor a algunos postres, como el arroz con leche y las natillas, e incluso para aliñar el café, también puede presentar ciertos riesgos para la salud si la consumes en exceso.

Sabemos que la canela contiene cumarina, un compuesto que, ingerido en grandes cantidades, es tóxico para el hígado. La cumarina se encuentra en mayores concentraciones en la canela *cassia* (*Cinnamomum cassia*) que en la canela de Ceilán (*Cinnamomum verum*).

Además, la canela es irritante para las mucosas de la boca y la garganta, y recomiendo consumirla con precaución si estamos medicados con warfarina o Sintrom, pues puede modificar su efecto anticoagulante.

Controlando los picos de hambre

En una ocasión una paciente, Mariluz, me preguntó extrañada: «Doctor, ¿por qué a media mañana vuelvo a tener mucha hambre si antes de ir a trabajar, sobre las ocho, desayuno una tostada de pan blanco con mermelada, un vaso de leche desnatada y un zumo de naranja casero?, ¿acaso no es un desayuno saludable?».

Si revisásemos la alimentación de la población en general, encontraríamos un porcentaje importante de personas que tienden a consumir alimentos ricos en azúcares simples (libres o añadidos) en el desayuno, como cereales azucarados, zumos de frutas (caseros también), mermeladas, galletas o pan blanco, con los consiguientes picos de azúcar en sangre o hiperglucemia. A estos picos los sigue una caída repentina —hipoglucemia—, lo que provoca que se nos vengan encima un cansancio y una somnolencia atroces, junto con un hambre brusca y chantajista en forma de antojos, pues solo quiere que la satisfagamos con alimentos ricos en azúcares y grasas insanas: una chocolatina, un delicioso cruasán, un buen bocata de beicon y queso muy curado o una palmera de chocolate tamaño XL, con sus dos mil calorías vacías de nutrientes, más que toda la energía que muchas personas necesitan para el día entero. Es tan curioso como real que, en esos momentos, los antojos no nos dirijan a ingerir una manzana o un puñado de nueces, sino a ir de nuevo de cabeza a por alimentos con un índice glucémico alto y un elevado porcentaje de grasa y sal.

La culpable de que volvamos a tener hambre, cierta somnolencia y hasta cansancio a media mañana es la hipoglucemia generada por la alta liberación fisiológica de insulina en sangre, que trata de contrarrestar e introducir rápidamente en las células los excedentes de azúcar que acabamos de consumir en forma de mermelada, harina refinada o zumo para evitar complicaciones mayores.

Deja que te aporte un esquema básico: ten siempre en tu equipo para disputar el desayuno —en el caso de que lo hagas— un alimento que lleve fibra (pan integral, avena o cualquier cereal entero) y otro rico en grasas saludables (aceite de oliva virgen, aguacate, semillas o frutos secos naturales). Con ello lograrás que los azúcares simples contenidos en los alimentos, como puede ser la tostada de pan blanco, no produzcan picos de glucemia y evitarás entrar en el círculo que nos lleve al hambre chantajista. Volviendo al desayuno de Mariluz, si cambiamos la tostada de pan refinado con mermelada por aguacate con semillas de lino y un chorro de aceite de oliva virgen sobre pan integral, el zumo por la naranja con toda su pulpa y la leche desnatada por leche entera, lograremos unos niveles estables y duraderos de hidratos de carbono en sangre, sin picos glucémicos ni hipoglucemias reactivas. Dicho de otro modo, estaremos fuertes y enérgicos toda la mañana y libres de sufrir hambre, cansancio y somnolencia.

El azúcar, además de absorberse rápidamente y aumentar el índice glucémico, potencia la liberación de radicales libres y de moléculas inflamatorias (interleucinas, leucotrienos, prostaglandina o tromboxanos) en el torrente sanguíneo. Todo ello se suma a lo expuesto anteriormente para aumentar el caudal de factores de riesgo que facilitan la aparición de enfermedades cardiovasculares y autoinmunes, procesos oncológicos, obesidad, diabetes, caries, hígado graso y hasta problemas de autoestima, depresión y ansiedad.

LOS HIDRATOS NO ENGORDAN MÁS POR LA NOCHE

Este es uno de los grandes mitos de la nutrición, tan arraigado en nuestras conversaciones como falso. Lo que engorda es la suma final de energía consumida a partir de los macronutrientes de la dieta, es decir, de las calorías aportadas por las grasas, los hidratos y las proteínas. Cualquier exceso de estos principios inmediatos puede contribuir al aumento de peso.

Si, cuando llega la noche, tenemos nuestro depósito de glucógeno lleno y la ingesta calórica ya ha superado la energía gastada, los hidratos consumidos en la cena, sobre todo si son azúcares libres, supondrán un aporte extra que ya no necesitamos y que el cuerpo almacenará en forma de grasa. Esta situación, y solo esta, sí elevará el número de kilogramos en la báscula.

Por tanto, no son los hidratos lo que engorda: es el balance global de hidratos y del resto de macronutrientes consumidos durante un espacio de tiempo determinado.

EL AZÚCAR ES ADICTIVO

La razón es sencilla. Los azúcares son muy apetecibles para nuestro paladar, y, de alguna manera, estamos programados por motivos de supervivencia para que lo dulce sea comestible y lo amargo resulte rechazable. Era la forma que tenía de protegerse el hombre antiguo de los alimentos potencialmente peligrosos.

Pues este mecanismo de defensa lo conservamos; así, los alimentos con alta carga de azúcar, por una parte, son más *palatables,* o sea, nos gustan más por su sabor y su textura, y, por otro, producen sensación de placer en los circuitos de recompensa cerebrales. Toda una carga de argumentos orgánicos para que el azúcar se convierta en una adicción que está casi a la altura de la cocaína o del tabaco. ¿Acaso no tienes conocidos que habitualmente dicen: «Necesito comer algo dulce» o que comentan que no saben «acompañar las comidas de bebidas que no sean las de cola azucaradas»?

Por cierto, el azúcar moreno —y la panela— también forma parte del mismo circo de lo insano, porque, aunque contiene algunos minerales adicionales debido a su melaza, la diferencia con respecto al blanco es mínima, casi irrisoria.

EL AZÚCAR QUE ESTÁ, AUNQUE LA ETIQUETA NO TE LO ADVIERTA

Las marcas lo saben y lo esconden. Son conscientes de que mucha gente busca en la etiqueta, entre los ingredientes, la palabra *azúcar* para desechar ese alimento en caso de que la encuentren en valores elevados.

¿Y cómo logran esconderlo? Una de las formas más habituales es utilizar el llamado almidón hidrolizado, un producto resultante de la descomposición del almidón nativo en moléculas más pequeñas de dextrina, maltosa o glucosa mediante la aplicación de sustancias como proteínas con función de enzimas. Estas moléculas son más fáciles de digerir que el almidón nativo y son muy interesantes para la industria alimentaria como espesantes, edulcorantes o estabilizantes en una gran variedad de alimentos que nos llevamos a la boca; además, se absorben rápidamente y proporcionan energía casi inmediata.

¿Dónde está el problema? En que esa absorción rápida está vinculada a un alto índice glucémico, pues los productos resultantes del almidón hidrolizado son también azúcares que generan picos elevados de glucosa sanguínea, especialmente peligrosos en los pacientes con diabetes. El incremento de la glucemia estimula las vías metabólicas que convierten el azúcar sobrante en grasa y, por tanto, en aumento de peso.

Como te decía antes, la poderosa industria alimentaria sabe todo esto, vaya si lo sabe, y lo que hace es incluir almidón en algunos alimentos o, simplemente, emplear alimentos que ya lo tengan, como el trigo o la avena, y le añade la enzima que lo hidroliza. Con este truco, lo máximo que encontrarás en la etiqueta —si es que aparece— es almidón o almidón hidrolizado, pero no hallarás el término *azúcar* ni, por supuesto, una palabreja que indique que ahí se encuentra una sustancia enzimática que convierte el almidón en azúcar.

Y la verdad es que no nos mienten, ya que no han añadido azúcares directamente, sino que estos se han formado en el alimento una vez introducidos el almidón y la enzima.

▶ ¿DÓNDE PODEMOS ENCONTRAR ◀ ALMIDÓN HIDROLIZADO?

El almidón hidrolizado está presente en una gran variedad de productos, muchos de los cuales se venden con la etiqueta de «sin azúcar».

— Bebidas deportivas y energéticas, refrescos y zumos.
— Helados, batidos y postres congelados.
— Yogures y postres lácteos.

—Pan, pasteles, galletas, magdalenas y otros productos de panadería y repostería.
—*Snacks:* galletas saladas, patatas fritas, palitos de pan...
—Salsas como el kétchup.
—Sopas y caldos instantáneos.
—Caramelos y golosinas.
—Alimentos sin gluten.
—Fórmulas lácteas, papillas y comidas para bebés.

LA MIEL ES NATURAL Y RICA EN SABOR, PERO NO EN NUTRIENTES

Estoy seguro de que en más de una ocasión has escuchado aquello de que la miel es muy saludable, pues contiene una inmensidad de nutrientes en forma de antioxidantes, vitaminas y minerales. Y no solo esto: también que es fantástica para reforzar el sistema inmune y que aporta unas espectaculares propiedades antiinflamatorias y antibacterianas.

Pues no, no y mil veces no. Vamos con la verdad, vamos con la evidencia científica. La miel se compone de agua (casi un 20 %) y azúcares libres (80 %), el resto de los nutrientes (niacina y magnesio, por ejemplo) se encuentra en cantidades insignificantes. No son saludables ni la versión industrial ni la casera. Dicho esto, no pretendo ganarme la enemistad de los apicultores, ni mucho menos; reconozco que su trabajo es muy meritorio, pero mi compromiso está con la certeza, con los lectores y con los consumidores.

▶ El problema (matemático) de la miel ◀

Te han dicho toda la vida que la miel es muy nutritiva y que posee enormes beneficios para el organismo. Te voy a demostrar con un problema matemático que no es así:

Si la vitamina B3 (niacina) es una de las más abundantes en la miel y sabemos que un alimento es fuente de un determinado nutriente cuando al menos aporta el 15 % de las necesidades diarias de ese nutriente, ¿qué cantidad de miel tendríamos que tomar al día para lograr un 15 % del valor diario recomendado de niacina?

La cantidad diaria recomendada de niacina varía según la edad y el sexo, pero, en términos generales, para los adultos es de 16 mg y de 14 mg en hombres y mujeres, respectivamente.

Según el Departamento de Agricultura de Estados Unidos (USDA), 100 g de miel contienen aproximadamente 0,121 mg de niacina.

A partir de estos datos, vamos a calcular cuánta miel necesitamos consumir cada día para obtener el 15 % de la cantidad recomendada de niacina.

Cálculo para hombres:
— 15 % de 16 mg = 0,15 x 16 mg = 2,4 mg de niacina

Para obtener 2,4 mg de niacina con miel:
— Cantidad de miel necesaria = 2,4 mg x 100 g/0,121 mg = 1983 g diarios

Cálculo para mujeres:
— 15 % de 14 mg = 0,15 x 14 mg = 2,1 mg de niacina

Para obtener 2,1 mg de niacina con miel:
— Cantidad de miel necesaria = 2,1 mg x 100 g/0,121 mg = 1736 g diarios

La conclusión es clara: necesitaríamos consumir casi 2 kg de miel cada día para lograr el 15 % de las necesidades de vitamina B3. Ya ni siquiera hablamos de lograr el cien por cien, porque para eso sería necesario que tomásemos la friolera de 13,2 y 11,5 kg diarios de miel para hombres y mujeres, respectivamente.

Aunque la miel contenga ciertas vitaminas y minerales, si nos limitamos en su consumo a una cucharada sopera (una ración de miel) para no sobrepasar las cuotas de azúcar recomendadas, sus cantidades de nutrientes son insignificantes y hasta ridículas. En este sentido, la Organización de las Naciones Unidas para la Agricultura es bastante clara: «La miel ha ganado la falsa reputación de ser de especial valor nutritivo, pero en realidad contiene únicamente azúcar, agua y trazas diminutas de otros nutrientes».

A la miel también se le han atribuido propiedades de cara al control y el alivio de la tos, especialmente en niños. Pues te diré que podría suponer algún beneficio en comparación con no tomar nada, pero ni más ni menos que el de tomarse un caramelo azucarado. Tanto uno como otro, por su contenido en azúcar, estimulan la secreción de saliva, lo que, a su vez, incrementa la humificación de la garganta y, en consecuencia, alivia la tos en la faringe.

Es importante destacar, como señala la Asociación Española de Pediatría, que la miel no se debe introducir en la dieta de los niños antes de que cumplan el año de vida por el riesgo de botulismo, asociado principalmente a la inmadurez intestinal. Sin embargo, al tratarse de un alimento con tan alto porcentaje de azúcares libres, mi recomendación es que después de esa edad su consumo sea en cantidades mínimas (no más de una cucharadita de café) y muy ocasional.

Por último, ¿tengo riesgo de engordar o de convertirme en una persona diabética si la consumo en algún momento? No, rotundamente no. Si te vale de algo, a mí su sabor me encanta, sobre todo el de la miel casera que me regalan algunos de mis encantadores pacientes. Acostumbro a tomarme una o dos cucharadas por semana, generalmente repartidas antes de los entrenamientos.

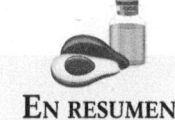

EN RESUMEN

Sabemos identificar algunos productos que son verdaderas fuentes de azúcar, como la bollería, la repostería y los refrescos. Pero el peligro también está en alimentos como los zumos de frutas caseros, que, por aquello de ser naturales y con un fuerte arraigo en nuestros hábitos y en nuestra cultura, se hacen pasar por sanos. Incluso los consideramos curativos, como sucede con la miel, algo que ningún estudio ha confirmado.

7
TOMAR EDULCORANTES NO ES UNA BUENA SOLUCIÓN PARA EVITAR EL AZÚCAR

No hay término medio cuando se habla de edulcorantes: hay gente que los considera el demonio y la causa de enfermedades terribles y una fracción de la población los utiliza como parte de su rutina, llegando incluso a sobrepasar las recomendaciones de consumo máximo: los añaden al café, al yogur y a cualquier producto que quieran endulzar sin recurrir al azúcar y, además, toman con frecuencia alimentos y bebidas *light* o *cero* con la idea equivocada de que son saludables.

A grandes rasgos, podemos clasificar los edulcorantes en dos grupos: los artificiales, entre los que se encuentran la sacarina, la estevia y el aspartamo, y los polialcoholes o polioles, en auge en los últimos años y que se usan para endulzar gran cantidad de productos ultraprocesados dulces, aunque también se encuentran en ciertos cosméticos y hasta en pastas de dientes, pues se les han atribuido propiedades protectoras. Ejemplos de estos últimos son el xilitol, el eritritol, el maltitol y el sorbitol.

Aunque es cierto que los edulcorantes naturales y artificiales pueden ofrecer algunas ventajas siempre que los comparamos con el azúcar, las desventajas son mayores y más poderosas, por lo que conviene evitarlos o reducirlos a su mínima expresión. Entre sus ventajas, en relación con el consumo de hidratos simples, están su menor contenido calórico, su no contribución directa al desarrollo de caries y que la mayoría no eleva los niveles glucémicos, por lo que pueden ser una opción ocasional para las personas diabéticas.

A pesar de ello, sus inconvenientes son mucho más importantes desde el punto de vista de la salud como para decir alto y claro que no son una buena solución para evitar el azúcar. Sabemos que modifican la respuesta celular a la insulina y condicionan la aparición de diabetes a largo plazo y que alteran la composición de la microbiota intestinal, lo que, como veremos, tiene grandes implicaciones en el metabolismo, en la salud digestiva, en la respuesta cerebral y hasta en procesos inflamatorios e inmunitarios que, de una manera directa o indirecta, son causa de enfermedades crónicas y de procesos tumorales.

Además, el consumo regular de edulcorantes puede perpetuar la preferencia por los sabores dulces y que detrás de un alimento o bebida con edulcorantes nos apetezca compulsivamente un cruasán o un refresco azucarado. Esa preferencia viene determinada porque nuestro paladar está perpetuamente acostumbrado a reconocer sabores dulces y porque acabamos creando mecanismos de placer y de recompensa que nos impulsan al consumo de alimentos endulzados y, con ello, a un aumento de peso corporal.

Un producto *light,* según el Reglamento (CE) N.º 1924/2006, debe tener un 30 % menos del valor energético que su versión original. Para cumplirlo, la industria lo tiene fácil: sustituye los ocho, diez o doce terrones de azúcar de la bebida primitiva en cuestión por uno de los muchos edulcorantes autorizados disponibles en el mercado y mantiene su propósito, que no es otro que conservar el adictivo sabor dulce de las atractivas bebidas *light.*

Cabe pensar —y, de hecho, así ocurre— que, al no contener apenas calorías (entre 0,2 y 0,7 por cada cien mililitros), contribuyen a que no aumente nuestro peso y que, por tanto, son una opción más saludable. Sin embargo, algunos estudios señalan sus posibles efectos compensatorios, pues estimulan los receptores del sabor dulce y, por tanto, la necesidad de comer alimentos ricos en azúcares que sí contribuyen a la ganancia de peso. Es decir, después de tomar una de estas bebidas, lo que más nos suele apetecer es una calórica e insana palmera de chocolate.

Además, su consumo regular, y el de edulcorantes artificiales en particular, tiene un impacto directo en nuestra microbiota intestinal. Se ha visto que, entre otros riesgos, las modificaciones negativas del microbioma intestinal potencian el riesgo de padecer diabetes tipo 2 de la misma manera que el consumo de refrescos azucarados y de desarrollar alzhéimer o síndrome metabólico y que multiplican por tres el riesgo de sufrir un ictus, según una investigación de la Asociación Americana del Corazón.

Y, por si no fuese suficiente, también se ha encontrado en estudios observacionales una correlación con una mayor mortalidad prematura por causas cardiovasculares, aunque no se ha clarificado si se debe directamente al consumo de bebidas *light* o a que las personas que las consumen habitualmente siguen estilos de vida no saludables en general (con exceso de peso, tabaquismo, sedentarismo, diabetes...). Sabemos que los malos hábitos tienden a asociarse, y, cuando en una persona descubrimos uno, detrás suele haber unos cuantos más.

Por tanto, este tipo de bebidas no son recomendables bajo ningún concepto, ni siquiera en dietas de adelgazamiento o para el control del peso. En su lugar, opciones como el agua, las infusiones y el café son mucho más saludables, sin generar efectos adversos en nuestra salud.

NO SON MEJORES UNOS EDULCORANTES QUE OTROS

Quiero dejar claro de antemano que, a pesar de lo que te he comentado anteriormente, todos los edulcorantes que tenemos en el mercado han sido aprobados por las principales agencias mundiales de salud, como la Administración de Alimentos y Medicamentos de Estados Unidos (FDA) y la Autoridad Europea de Seguridad Alimentaria (EFSA), y son considerado seguros, tras exhaustivos estudios, cuando son consumidos dentro de los límites máximos recomendados.

A pesar de ello, es habitual que, con determinada frecuencia, aparezcan titulares de prensa con alguna advertencia sobre el consumo de edulcorantes, y es que la controversia y hasta cierta preocupación por su seguridad están siempre presentes. Y, aunque lo más preocupante es el consumo habitual y a largo plazo, aquí mi recomendación también es la regla de que cuanto menos, mejor y, si es cero, mejor todavía.

> ▶ **LOS EDULCORANTES MÁS COMUNES** ◀

Vamos a fijarnos en algunos de los edulcorantes más comunes y a dejar claro cómo está actualmente su situación en cuanto a seguridad.

— Ciclamato (E-952). Es, desde 1969, el único que está prohibido por la FDA por una posible asociación con determinados cánceres en ratas, algo que no se ha demostrado en humanos. Actualmente está aprobado en Europa por la EFSA.

— Acesulfamo K (E-950). Se ha relacionado con casos de cáncer en estudios con animales. En este caso existe preocupación por la falta de investigaciones en humanos a largo plazo.

— Sacarina (E-954). En la década de los 70 su consumo se relacionó con cáncer de vejiga en ratas, aunque estudios posteriores en humanos no encontraron evidencia de ello y, en el año 2000, se retiró esta sospecha.

— Aspartamo (E-951). Está contraindicado en personas con fenilcetonuria por contener el aminoácido fenilalanina. Puede producir cefaleas y mareos en algunas personas. También se ha asociado a estrés oxidativo y, secundariamente, a procesos de inflamación crónica.

— Sucralosa (E-955). Algunos estudios han sugerido que eleva las cifras de glucosa e insulina en sangre. Alrededor del 85 % pasa por el intestino sin absorberse y se excreta sin cambios, mientras que el resto se metaboliza mínimamente. Un estudio publicado en el *Journal of Toxicology and Environmental Health* indica que la sucralosa puede reducir la cantidad de bacterias beneficiosas en el intestino. Sin embargo, estos efectos parecen ser dependientes de la dosis y aún no está claro si tienen implicaciones significativas a largo plazo.

— Estevia (E-960). Aunque generalmente se considera segura, algunas personas pueden experimentar efectos digestivos leves, como hinchazón o malestar estomacal, cuando consumen grandes cantidades de estevia. Un estudio publicado en *Diabetes Care* encontró que el consumo de estevia no eleva los niveles de glucosa en sangre, por lo que resulta adecuada como sustituto del azúcar para diabéticos. A la hora de comprarla, fíjate en que sea pura, sin aditivos.

Aunque las principales agencias de salud han declarado que estos edulcorantes artificiales son seguros dentro de los niveles de ingesta diaria aceptable, existen argumentos válidos para sugerir que una reducción en su consumo a su mínima expresión es una recomendación prudente, especialmente porque siguen existiendo incertidumbres y preocupaciones sobre sus efectos a largo plazo.

Cabe recordar que muchos alimentos y bebidas que contienen edulcorantes artificiales también son altamente procesados. Utilizan como reclamos eslóganes muy visibles en la parte alta frontal, como «Sin azúcares añadidos» «0 % azúcares» o «Cero azúcares», lo que infiere la fraudulenta sensación de saludable y, sobre todo, de que no va a contribuir a un potencial aumento de peso.

Reducir la ingesta de ultraprocesados nos ayuda a minimizar no solo el consumo de edulcorantes, sino también de otros ingredientes no saludables, como las grasas trans y los múltiples aditivos que contienen. Dicho de otro modo, si conseguimos reducir o eliminar el consumo de edulcorantes, desterramos los alimentos insanos y fomentamos una dieta más natural y equilibrada, rica en alimentos frescos y menos dependiente de productos con ingredientes artificiales.

Ahora me quiero parar en los azúcares del alcohol o polioles, a menudo considerados naturales, lo que les da un halo de ingrediente saludable y seguro, pues la industria del sector los obtiene a partir de la avena, del almidón del trigo, de la caña de azúcar y de la cáscara del maíz. Entre ellos destacan el eritritol y el xilitol. Principalmente, este último está creciendo de forma exponencial, con un incremento anual del 4 % y unas ventas en 2023 superiores a los setecientos millones de dólares.

El xilitol (E-967) se caracteriza por un dulzor similar al de la sacarosa o el azúcar de mesa, pero con casi la mitad de calorías (2,4 kcal por g), mientras que el eritritol (E-968) alcanza el 70 % del dulzor del azúcar común con un aporte de 0,2 calorías por gramo. Todo un reclamo para aquellos que cuentan calorías: además de asumir el trabajo matemático de calcularlas, es posible que se vean obligados a llevarlo a cabo en el baño, pues los polioles poseen un claro efecto laxante cuando los consumos son frecuentes y se asocian a un incremento considerable en la formación de gases (flatulencia) por su fermentación bacteriana.

Pues bien, según diferentes publicaciones, tanto el xilitol como el eritritol en altos consumos se asocian cada vez más con fenómenos trombóticos, es decir, con formación de coágulos que se detienen en lugares del organismo, como el cerebro o el corazón, lo que aumenta el riesgo de ictus o infartos. Son estudios que están pendientes de confirmación con ensayos clínicos, pero ahí está el apunte. Recuerda, cuanto menos, mejor, porque más podría implicar mayor riesgo.

> ▶ Así se escapa del azúcar ◀
>
> Visto lo visto, ¿cómo evitamos el azúcar si no debemos recurrir a los edulcorantes? Pues aquí te presento algunas estrategias más saludables y sostenibles en el tiempo:
>
> — Reduce progresivamente la cantidad de azúcar que agregas a los alimentos y los que ya lo contienen de forma libre o añadida por el fabricante para reeducar el paladar hacia otro tipo de sabores.

— Evita el consumo de refrescos y todo tipo de bebidas azucaradas.

— Consume alimentos naturales o poco procesados ricos en fibra, proteínas o grasas saludables (frutas, verduras, granos enteros, legumbres, pescado, aceite de oliva y carnes blancas magras).

— Endulza con frutas frescas como plátano triturado, manzana rallada o frutos rojos.

— Utiliza frutas secas, como dátiles, higos y uvas o ciruelas pasas.

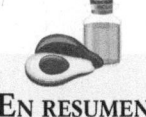

EN RESUMEN

No hace falta buscar sustitutos mágicos para el azúcar: tú tienes el poder de cambiar tus hábitos sin depender de edulcorantes. Aunque muchos se vendan como «alternativas seguras», su uso frecuente puede alterar el equilibrio de tu cuerpo, afectar a tu microbiota intestinal y aumentar el riesgo de enfermedades metabólicas. Además, mantienen vivo el deseo de lo dulce, dificultando que disfrutes del sabor natural de los alimentos. Cuanto menos edulcorante uses, mejor te sentirás.

Reducir progresivamente el azúcar, priorizar alimentos reales y recuperar el gusto por lo sencillo es una forma inteligente de cuidar tu salud. No se trata de prohibir, sino de elegir con conciencia. Porque cuando tomas decisiones informadas, te haces más fuerte, más libre… y más supersano.

8

NI COMER CON GRASA NOS HACE ENGORDAR NI COMER SIN GRASA NOS HACE MÁS SANOS

Quizá sepas que podemos hablar de dos tipos de grasas de un modo general, las saturadas y las insaturadas, que las primeras se asocian a riesgo cardiovascular y que las segundas son protectoras de nuestra salud. Así nos lo han contado durante mucho tiempo; sin embargo, como casi siempre, ni todo es tan negro ni todo es tan blanco.

Una frase típica en la consulta cuando le preguntas a un paciente cómo cree que es su alimentación, es esta: «Doctor, yo como muy sano, no pruebo las grasas». Aún sigue muy instaurado en la sociedad el miedo a las grasas desde que, en los años 70 y 80, se puso el acento en ellas y se las tachó de peligrosas por ser la principal causa del sobrepeso y la obesidad.

Lo cierto es que podría parecer que, si comemos grasas, tenderemos a almacenarla y, en consecuencia, a engordar. Sin embargo, nuestra capacidad de almacenar grasa y nuestra ganancia o pérdida de peso vienen determinadas, como ya hemos visto, por el balance energético diario, es decir, principalmente por el metabolismo basal y la actividad física, por un lado, y por el tipo de alimentación, por el otro.

En cuanto a la contribución de la alimentación a este balance, el excedente de energía que nos hace ganar peso puede deberse a un exceso en el aporte de grasas, y también a un mayor consumo de azúcares o de proteínas. Sí, has leído bien: las proteínas también son susceptibles de generar un balance energético positivo y, por tanto, hacernos subir números en la báscula.

▶ CONTROLA LAS GRASAS ◀

Y ahora que he repartido las culpas entre los ácidos grasos, los carbohidratos y las proteínas, te voy a dar las directrices y recomendaciones *oficiales* sobre la ingesta de grasas en la dieta para promover la salud y reducir el riesgo de enfermedades:

— El consumo de grasas debe representar entre el 20 y el 30 % del total de la ingesta energética diaria en adultos; de ahí no debes bajar ni subir.

— La ingesta de grasas saturadas debe ser lo más baja posible dentro de una dieta nutricionalmente adecuada (inferior al 10 % de las calorías diarias) por su asociación con un mayor riesgo de enfermedades cardiovasculares. Las encontramos principalmente en los alimentos de origen animal. En este apartado hay mucho que matizar, como verás más adelante.

— Los ácidos grasos trans no deberían formar parte de nuestra alimentación, puesto que son el tipo de grasa más relacionada con la enfermedad arteriosclerótica y los eventos cardiovasculares graves. Se encuentran especialmente en los productos ultraprocesados.

—Las grasas insaturadas (monoinsaturadas y poliinsaturadas), que se encuentran en alimentos como el aceite de oliva, los frutos secos, el pescado azul, las semillas, el huevo y el aguacate, son consideradas muy beneficiosas para la salud.

—Debemos consumir suficientes ácidos grasos omega 3 (especialmente, EPA y DHA), esenciales para la salud neurológica y cardiovascular; se encuentran en el pescado graso (salmón, sardinas), las nueces y las semillas de chía y lino. Los omega 6 se localizan en aceites vegetales, como el aceite de girasol y el aceite de soja.

No podemos meter en el mismo saco todas las grasas saturadas

Hasta aquí está todo bastante claro en cuanto a las recomendaciones estandarizadas, pero ¿es lo mismo la grasa saturada de la leche o el huevo que la de un cruasán o una *pizza* industrial? No: están compuestas por diferentes ácidos grasos y sus efectos en la salud varían. Por ejemplo, el ácido esteárico, presente en lácteos, frutos secos y semillas, no aumenta los niveles de colesterol en la sangre de la misma manera que el ácido palmítico, que se encuentra en la manteca de cerdo, las carnes rojas o el aceite de palma.

Insisto en que lo más importante es darle relevancia al alimento del que procede la grasa. Algunas investigaciones han demostrado que las dietas tradicionales ricas en grasas saturadas provenientes de alimentos naturales de algunas poblaciones, como los masáis, no están asociadas a elevados niveles de enfermedades cardíacas. Otros estudios, en la misma línea y en forma de metaanálisis, no han visto una disminución significativa del peligro cardiovascular ni la mortalidad al reducir la grasa saturada en la dieta si esta se basa en productos naturales.

Además, mientras que algunas grasas saturadas aumentan el colesterol LDL (el malo), otras también elevan el colesterol HDL, lo que puede equilibrar el riesgo.

Por otra parte, las grasas saturadas contribuyen a la estructura celular y a la función del cerebro y son necesarias para la producción de algunas hormonas y la absorción de las vitaminas A, D, E y K.

Ni siquiera parece muy recomendable sustituir las grasas saturadas por insaturadas procedentes de aceites vegetales ricos en omega 6. Si la dieta tiene un alto predominio de estos sobre los omega 3, algo muy habitual en poblaciones occidentales, se genera una descompensación perjudicial.

Una dieta que incluya un buen equilibrio de grasas (saturadas, monoinsaturadas y poliinsaturadas) procedentes de alimentos naturales, saludables y mínimamente procesados es clave para una salud óptima, mientras que, si proceden de alimentos altamente procesados, como la comida rápida y los *snacks* industriales, tienden a asociarse con efectos negativos debido a la calidad del alimento en su conjunto.

LOS VERDADEROS CULPABLES SON LOS ALIMENTOS INSANOS CON NUTRIENTES INSANOS

No solo la idea de «si como grasa, almaceno grasa» ha ayudado a criminalizar el consumo de lípidos: también ha puesto su grano de arena el mayor aporte energético de la grasa frente a otros nutrientes. Mientras que los carbohidratos y las proteínas aportan cuatro kilocalorías por gramo, las grasas alcanzan las nueve kilocalorías por gramo. Sí, no es una errata, las proteínas aportan las mismas kilocalorías que los azúcares. Por cierto, el alcohol aporta siete kilocalorías por gramo.

Otro elemento con igual o peor fama que la grasa es el colesterol: la asociación de ambos ha llevado a muchas personas a repetir frases como «tengo que dejar de comer grasa, que me ha subido el colesterol» y «tengo que dejar de cocinar con aceite para bajar el colesterol». Y nada más lejos de la realidad: ni todas las grasas son iguales ni todas las grasas elevan el colesterol. Los verdaderos culpables de la hipercolesterolemia, además de algunos tipos de grasas saturadas —no todas, como hemos visto— y el sedentarismo, son las grasas trans, que no solo aumentan el colesterol total y el malo (LDL), sino que disminuyen el bueno (HDL), todo un arsenal para contribuir al desarrollo de enfermedades cardiovasculares, diabetes tipo 2 y algunas formas de cáncer.

▶ **ALIMENTOS QUE HAY QUE BORRAR DE LA DIETA** ◀

Ha llegado el momento de señalar a los verdaderos culpables, aquellos productos que no deberían aparecer nunca en la escena alimentaria:

- Productos de panadería y pastelería industrial: bollería, tartas, galletas...
- *Snacks* y aperitivos: palomitas de maíz para microondas, galletas saladas y dulces, patatas fritas de bolsa, chips...
- Alimentos fritos congelados: empanados de pollo, palitos de pescado...
- Algunas margarinas, sustitutos de la mantequilla y grasas para untar.
- Alimentos precocinados y congelados: *pizzas*, canelones, lasañas, croquetas y otros empanados.
- Comida para llevar y gran parte de la comida rápida o *fast food*.
- Helados industriales.

Para identificar los alimentos con grasas trans, es importante leer las etiquetas de los productos alimenticios y buscar el concepto «aceites parcialmente hidrogenados». En el Reglamento 20/19/649 del 24 de abril de 2019 de la Comisión Europea, se limita el contenido de grasas trans en todos los alimentos de la UE destinados al consumidor final a un máximo de dos gramos por cien gramos de grasa.

La OMS calcula que la ingesta de grasas trans causa más de quinientas mil muertes por enfermedades cardiovasculares cada año; por eso insta a los gobiernos a usar alternativas para eliminar por completo los ácidos grasos trans de los alimentos producidos industrialmente. Te digo lo mismo que para el alcohol: el único consumo seguro es el consumo cero.

Adherencia y saciedad, dos conceptos muy ligados a las grasas

Las grasas saludables no solo desempeñan un papel crucial en la nutrición y la salud en general, sino que pueden ser determinantes en la adherencia a una dieta y en la sensación de saciedad.

Las grasas mejoran el sabor y la textura de los alimentos, lo que puede aumentar la satisfacción con las comidas y hacer que una dieta sea más placentera y sostenible en el tiempo. Las grasas con calidad nutricional y beneficiosas para la salud están presentes en alimentos como aguacates, nueces, semillas, pescado graso y aceites vegetales de alta calidad, lo que permite una mayor flexibilidad en la planificación del menú y hace posible disfrutar de una amplia gama de recetas y preparaciones sin estar sometidos a estrictos y monótonos regímenes.

Sí, hay grasas indispensables, muy nutritivas y, además, sabrosas.

Las grasas se digieren más lentamente que los carbohidratos, por lo que aumentan la sensación de saciedad, contribuyen a controlar el apetito y, en consecuencia, reducen la necesidad de comer entre horas y logran una mejor gestión del peso corporal.

Además, sabemos que el consumo de grasas saludables influye positivamente en las hormonas que regulan el apetito, como la leptina, que envía señales de saciedad al cerebro. Como se trata de una fuente de energía más sostenida y estable en el tiempo en comparación con los azúcares, ayuda a mantener los niveles de energía y rendimiento durante más tiempo y disminuye de una manera muy significativa los traicioneros antojos.

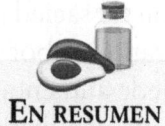

En resumen

El papel de los ácidos grasos saludables es innegable en la salud y abarca funciones tan necesarias como constituir las paredes de todas las células, absorber y trasportar vitaminas liposolubles (A, D, E y K), almacenar y aportar energía durante los períodos de ayuno o actividad física prolongada y proteger y aislar térmicamente nuestros órganos. También participan en una ingente cantidad de procesos metabólicos esenciales, en la síntesis de hormonas esteroideas (estrógenos, testosterona y cortisol, u hormona de respuesta al estrés) y en la respuesta inmunitaria.

Como puedes observar, si no consumiéramos grasas, tendríamos un problema grave de desnutrición y hasta correría grave peligro nuestra salud. Pero, además, las grasas aumentan la palatabilidad de los alimentos: mejoran la textura, el sabor, la humectación y la jugosidad hasta prolongar la liberación de aromas y proporcionar una sensación general de satisfacción y plenitud que es difícil replicar con otros nutrientes.

9

LOS ADITIVOS NO SON MALOS, LO MALO ES COMERLOS TODOS LOS DÍAS

Hablar de alimentación es hablar también de aditivos, uno de los elementos que, por las dudas sobre su seguridad y los riesgos que pueden suponer para la salud, más preocupan a los consumidores y a los organismos que los regulan.

Con lo que te voy a decir no pretendo banalizarlos, pero sí quiero tranquilizarte y, sobre todo, que sepas que los que están aprobados y gestionados por organismos como la Administración de Alimentos y Medicamentos de Estados Unidos (FDA), la Autoridad Europea de Seguridad Alimentaria (EFSA) y el Codex Alimentarius (una colección de normas reconocidas internacionalmente) son seguros cuando se emplean en las cantidades permitidas. Esto es clave.

Antes de que un aditivo alimentario sea aprobado para su uso, debe pasar por una evaluación exhaustiva por parte de los organismos correspondientes, lo que incluye estudios bioquímicos y toxicológicos para determinar posibles efectos adversos; esto implica pruebas de dosis a largo plazo en animales y, en ocasiones, humanos.

Los aditivos alimentarios son sustancias añadidas a los alimentos para mejorar su sabor (edulcorantes y saborizantes), su apariencia y su textura (colorantes, espesantes y estabilizantes), su conservación (conservantes y antioxidantes) y otras propiedades (como los emulsionantes). Estos aditivos pueden ser naturales (algunos, como veremos, obtenidos de insectos) o sintéticos y desempeñan un papel crucial en la industria alimentaria moderna. Aquellas vitaminas y minerales agregados a determinados alimentos, como la vitamina D en la leche o el hierro a los cereales, también lo son, y se denominan *aditivos nutritivos*.

¿Cómo sabemos que un aditivo es seguro y no estamos consumiendo cantidades peligrosas para nuestra salud? Pues en estas evaluaciones se estudian con mucho detalle y precisión dos aspectos:

— La ingesta diaria admisible (IDA) para cada aditivo, es decir, la cantidad máxima segura que se puede tomar cada día y a lo largo de la vida sin riesgos para la salud. En este apartado se establecen unos amplios márgenes de seguridad para proteger a todos los grupos de población, especialmente los más vulnerables: niños, mujeres embarazadas y ancianos.

— Los límites estrictos de uso, es decir, la cantidad de cada aditivo que se puede utilizar en los diferentes alimentos y así garantizar que la exposición total a un determinado aditivo y en toda la dieta de una persona no supere la IDA.

Y, por si esto aún no fuese suficiente en cuanto a su seguridad, los aditivos alimentarios aprobados y comercializados siguen sometidos a una evaluación continua, de forma que, cuando se dispone de nuevas investigaciones, son reevaluados en todos sus aspectos (condiciones de uso, cantidades utilizadas en cada alimento, IDA...), con las correcciones oportunas en caso de ser necesarias.

Los aditivos deben quedar reflejados en la etiqueta de cada alimento, de modo que es deseable que estemos familiarizados, al menos, con los más comunes para poder tomar las mejores decisiones, especialmente si tenemos algún tipo de alergia, intolerancia o preocupación dietética concreta.

En el caso de los ultraprocesados, solemos poner el foco en los aditivos, pero son más perjudiciales los azúcares, las grasas insanas y las harinas refinadas que contienen.

Una vez que hemos llegado hasta aquí, una vez que hemos dejado meridianamente claro que el consumo de aditivos es seguro dentro de las cantidades permitidas, déjame recordarte que consumir alimentos frescos y de temporada o lo menos procesados posible es una manera muy sabia de nutrirse, sin necesidad de estar en una disputa constante con el etiquetado de los productos.

Los aditivos no son siempre perjudiciales: en ocasiones permiten conservar en mejores condiciones ciertos alimentos saludables que, de otra manera, tendrían fechas de caducidad muy cortas o sería mucho más fácil que se contaminasen por algunos microorganismos y nos generasen ciertas toxiinfecciones alimentarias.

Por otro lado, muchas personas atribuyen a ciertos alimentos, especialmente a los ultraprocesados, la condición de muy perjudiciales para la salud por su contenido en aditivos cuando el énfasis habría que ponerlo en los azúcares, el tipo de grasas insanas o las harinas refinadas que los componen, pues resultan más perjudiciales que los propios aditivos.

LA VITAMINA C COMO ADITIVO CONSERVANTE

El ácido ascórbico (E-300), más conocido como vitamina C, se utiliza como antioxidante en carnes curadas y embutidos, botes de legumbres o verduras, mermeladas, productos de panadería y bebidas para aumentar el valor nutricional (productos fortificados) y para reducir la oxidación de los alimentos que, de otra manera, acabaría produciendo cambios de sabor, colores poco atractivos, alteraciones de la estabilidad y pérdida de vida útil.

En productos cárnicos como embutidos, hamburguesas, salchichas y carnes en conserva, la oxidación de las grasas puede llevar a fenómenos de rancidez, lo que afecta negativamente a su sabor, su aroma y su seguridad. La vitamina C ayuda a mantener la frescura de la carne durante un tiempo más prolongado. También permite reducir la cantidad de nitritos en las carnes, como veremos más adelante.

En el caso de los productos enlatados, ayuda a proteger los nutrientes sensibles a la oxidación, como las vitaminas A y E, y mejora la estabilidad de los alimentos. La adición de ácido ascórbico puede ayudar a mantener el color y la textura de los vegetales enlatados, así como a preservar su valor nutricional.

Y ¿sabías que muchas cervezas y vinos contienen vitamina C para evitar los fenómenos de oxidación, algo que es esencial para mantener la apariencia y la viabilidad del producto?

En definitiva, el E-300 es un aditivo muy positivo, ya que, al margen de preservar ciertos nutrientes y mejorar la conservación y las propiedades de los alimentos, permite extender su vida útil, lo que es crucial tanto para los consumidores como para los fabricantes. Esto contribuye a reducir el desperdicio de alimentos, que es de treinta y un kilos por persona al año en España.

LAS HABLADURÍAS SOBRE EL GLUTAMATO MONOSÓDICO

El glutamato monosódico (MSG, E-621) quizá sea el aditivo alimentario sobre el que más se ha escrito y al que más perjuicios se le han atribuido: desde que producía cefaleas, náuseas, vómitos y reacciones alérgicas hasta problemas de obesidad, ataques epilépticos y alteraciones cardíacas. Como para no asustarse. Pero ¿sabías que se encuentra de manera natural en muchos alimentos, como tomates, quesos, setas, algas, nueces, champiñones, carnes o pescados?

Fue descubierto en 1908 por el profesor japonés Kikunae Ikeda como parte de la composición de las algas *kombu,* y desde ahí ha sido muy utilizado en la comida oriental. Actualmente se obtiene a partir de la fermentación bacteriana (similar a como se elaboran la cerveza o el yogur) del almidón, de la caña de azúcar o del azúcar de remolacha.

En 1968, la revista *The New England Journal of Medicine* publicó un artículo que acusaba al MSD de producir un cuadro clínico de cefalea, dolor torácico y sudoración, el llamado *síndrome del restaurante chino*, debido a su presencia en los platos tradicionales de la cultura asiática. Sin embargo, ninguna investigación rigurosa ha encontrado esta relación, y, desde hace años, los estudios científicos respaldan su seguridad para el consumo, siempre que sea en las cantidades recomendadas por las autoridades reguladoras.

En 1917 se estableció una IDA de treinta miligramos de MSG por kilogramo de peso corporal por la EFSA. Fíjate: ¡para alcanzar una dosis letal tendríamos que multiplicar por mil esa cantidad!

Pero, a pesar de la evidencia científica disponible sobre su seguridad, algunas empresas de alimentación utilizan la frase «libre de glutamato» para conquistar a los consumidores escépticos; el eslogan es únicamente una estrategia de *marketing*, pues el fabricante sabe a ciencia cierta —nunca mejor dicho— que el verdadero problema para la salud no está en la cantidad de aditivo, sino en la calidad del producto que ofrece al mercado, generalmente un pésimo ultraprocesado.

Dentro del grupo de los aditivos, el glutamato es muy utilizado para intensificar uno de los cinco sabores básicos, el umami, que significa *sabroso* en japonés. Los otros cuatro son el dulce, el salado, el ácido y el amargo.

La industria utiliza el E-621 en muy pequeñas cantidades debido a su alta eficacia para mejorar el sabor de alimentos de consumo habitual y de muy dudosa calidad nutricional:

— Sopas instantáneas, caldos y cubos de caldo.
— Salsas y condimentos o aderezos para ensaladas.
— *Snacks* y galletas saladas, bollería y frutos secos sazonados y patatas fritas de bolsa.
— Platos preparados y alimentos congelados, como *pizzas*, croquetas, lasañas, palitos de pescado y surimi.
— Carnes procesadas, como salchichas y embutidos, incluidos algunos jamones.
— Comida rápida, como hamburguesas y pollo frito.

A pesar de lo dicho, es fácil concluir que el consumo de GMS se asocia indirectamente a la ganancia de peso y al empeoramiento de los factores de riesgo cardiovascular (hipertensión arterial, hiperglucemia e hipercolesterolemia, entre otros), todo ello derivado del aumento en la ingesta de alimentos altamente calóricos cuyo consumo se ve fomentado por este saborizante. Y es que el GMS, al igual que el azúcar y los edulcorantes, modifica nuestro paladar y lo *reeduca* hacia la percepción de los sabores más intensos de manera que cuantos más consumimos, más nos apetecen. Es decir, otra forma de adicción, de inducir a tomar cada vez más cantidad de un determinado producto para sentir la misma recompensa o gratificación.

¿Entiendes ahora por qué te cuesta parar de consumir ciertos *snacks,* como las patatas fritas de bolsa? ¿Comprendes por qué cuando tienes delante determinados ultraprocesados te lanzas compulsiva e irrefrenablemente hacia ellos sin un ápice de control?

LOS NITRATOS Y LOS NITRITOS NO SON SEGUROS PARA LA SALUD EN SÍ MISMOS

Aquí ya no todo es tan seguro como con el GMS.

Los nitratos y los nitritos (E-250 y E-251) son aditivos que se utilizan en la industria alimentaria como conservantes para preservar las carnes procesadas, mejorar su sabor, mantener su apariencia y su color rosado o rojo y evitar su contaminación por bacterias como el *Clostridium botulinum,* causante del botulismo.

Se encuentra comúnmente en salchichas, mortadela, lomo embuchado, pavo ahumado, chorizo, *Pepperoni*, pastrami, salami, tocino, jamón curado y cocido o carne en conserva de res. Además, los nitratos también pueden estar presentes en el agua potable, especialmente donde se utilizan fertilizantes nitrogenados.

A diferencia de otros aditivos, estos son constantemente objeto de preocupación por sus potenciales efectos perjudiciales para la salud. Los nitratos contenidos en los productos cárnicos pueden convertirse en nitritos una vez que llegan a nuestro cuerpo, y estos, a su vez, son susceptibles de reaccionar formando nitrosaminas, que son compuestos vinculados al desarrollo de cáncer, especialmente colorrectal, de estómago y de esófago, según la IARC.

¿Sabías que la mejor forma de generar estas sustancias es sometiendo estas carnes a altas temperatura? La fritura, el asado y la cocción a la parrilla provocan reacciones químicas que facilitan la unión de nitritos con aminas y, en consecuencia, la formación de nitrosaminas.

Quizá pienses que estoy prohibiendo las deliciosas barbacoas veraniegas que tan positivas relaciones sociales establecen. Obviamente, debemos racionarlas, pero te ayudaré a minimizar la formación de nitrosaminas con estos tres *tips* para que en la próxima época estival no te prives de alguna que otra parrillada:

— Evita la exposición directa de la carne a las llamas y el calor extremo.
— Marina la carne en jugo de limón, vinagre o antioxidantes naturales: ajo, cebolla o especias.
— Añade a la carne aditivos antioxidantes: vitamina C (E-300) o vitamina E (del E-306 al E-309).

Son métodos que las minimizan, pero no las reducen a cero, es decir, la cantidad de nitrosaminas depende muy mucho de cuánta carne procesada consumamos a lo largo del día y de la semana. La EFSA estableció una IDA de 3,7 mg/kg y de 0,07 mg/kg de peso corporal por día para los nitratos y para los nitritos, respectivamente.

El 26 de octubre de 2015, en un comunicado de prensa, expertos de la IARC, dependiente de la OMS, concluyó que «cada porción de cincuenta gramos de carne procesada consumida diariamente aumenta el riesgo de cáncer colorrectal un 18 %». Esto no era nada nuevo, sino algo que ya sabíamos desde hacía una década. Lo que se pretendía era volver a enfatizar el riesgo de consumir carne procesada frente a la carne roja y que había una correlación (estudios observacionales) entre el consumo de la primera y el desarrollo potencial de este tipo de cáncer.

En su momento me tomé la molestia de comentarlo con un amigo matemático, y, tras explicármelo con cifras, llegamos a la conclusión de que las personas que consumen cincuenta gramos al día elevan un 1 % la probabilidad de desarrollar cáncer colorrectal, frente a las personas que no consumimos este tipo de carne. Pero, en realidad, esa cifra del 18 % se refiere al riesgo relativo, no al riesgo absoluto. Y aquí es donde este juego matemático muchas veces genera cierta confusión y alarmismo. El riesgo relativo es un recurso que puede usarse tanto para llamar la atención sobre un problema real como para lograr cierto sensacionalismo con algunos titulares de prensa.

Para entenderlo mejor, el riesgo absoluto de desarrollar cáncer colorrectal en la población general es de aproximadamente un 5 %. Si a ese 5 % le aplicamos un aumento del 18 % (es decir, el riesgo relativo del que hablaba la IARC), el resultado no es un 18 % de probabilidad total, sino un aumento que lleva ese riesgo del 5 % al 5,9 %. En la práctica, eso significa una diferencia real de escasamente un punto porcentual.

Dicho de forma sencilla, una persona que consume cincuenta gramos de carne procesada todos los días tiene un riesgo algo mayor (alrededor de un 6 % frente al 5 % de alguien que no la consume). A nivel individual puede no parecer mucho, pero cuando hablamos de millones de personas, ese pequeño aumento tiene consecuencias importantes en términos de salud pública.

Esa es la verdad, y, quizá por ello, después, el doctor Kurt Straif, jefe del Programa de Monografías de la IARC, añadió de manera muy acertada: «Para un individuo, el riesgo de desarrollar cáncer colorrectal por su consumo de carne procesada sigue siendo pequeño, pero este riesgo aumenta con la cantidad de carne consumida. En vista del gran número de personas que consumen carne procesada, el impacto global sobre la incidencia del cáncer es de importancia para la salud pública». Así quedaba razonablemente mejor explicado.

Según las encuestas nacionales de alimentación ENALIA 1 y 2, los españoles consumimos carnes procesadas casi a diario, una auténtica barbaridad desde el punto de vista de una dieta equilibrada y saludable y muy por encima de las recomendaciones de la dieta mediterránea. Digo *barbaridad* no solo por el contenido en nitratos y nitritos al final de la semana, que también, sino especialmente por su alto contenido en grasas saturadas, una buena pólvora para incendiar aún más la casuística de enfermedades cardiovasculares. Así que:

— Opta por carnes frescas en lugar de carnes procesadas.
— Utiliza preferentemente métodos de cocción que empleen temperaturas más bajas, como estofar, hervir o cocinar al vapor o en tomate natural, en lugar de freír, asar o hacer a la parrilla.
— Revisa las etiquetas y, en caso de consumir —ocasionalmente— carnes procesadas, busca aquellas que indiquen «sin nitritos/nitratos añadidos».

ALGUNOS ADITIVOS ALIMENTARIOS SE OBTIENEN DE INSECTOS

La llamada goma laca o E-904 es una resina natural que procede de unos insectos de origen asiático conocidos como gérmenes de la laca *(Kerria lacca* y *Kerria yunnanensis),* que la van excretando a medida que perforan la corteza de las ramas de algunos árboles para ingerir la savia. La costra dura de resina solidificada que depositan sobre la superficie de las ramas se utiliza, previa manipulación industrial, como recubrimiento brillante de chocolates, chicles, golosinas, granos de café, aperitivos de patata y bombones.

¿Acaso no te has fijado en que ciertas bolitas de chocolate, de marcas muy conocidas y que contienen en su interior frutos secos o gominolas de sabor a fresa o naranja, presentan una tonalidad muy brillante?

Por otro lado, del cuerpo desecado de la cochinilla (el popular bicho bola) se obtiene el ácido carmínico o E-120, un colorante que aporta un color rojo llamativo a los yogures de fresa, helados, gominolas, caramelos, surimi (palitos de *cangrejo*), salsas, vermús o pintalabios. Para obtener un kilo de colorante rojo se necesitan cien mil insectos.

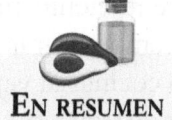

En resumen

Los muchos aditivos de los que dispone la industria alimentaria están aprobados por organismos reguladores muy fiables y son considerados seguros cuando se emplean en las cantidades permitidas y según las normas vigentes. La investigación y la regulación rigurosa, junto con la reevaluación continua, garantizan que estos aditivos no representen un riesgo relevante para la salud pública.

Sin embargo, lo más prudente y sensato es informarse y seguir una dieta equilibrada y variada, en la que predominen los alimentos frescos y los mínimamente procesados.

10
NI COLÁGENO NI CALDO DE HUESOS: SOLO NECESITAS UN EXTRA DE VITAMINA D

Existe una deficiencia real de vitamina D que afecta a millones de personas: está considerada un serio problema de salud pública global que ha alcanzado proporciones pandémicas y que perjudica especialmente a los niños, las mujeres y las personas mayores.

En España, se calcula que entre el 80 y el 100 % de las personas mayores de sesenta y cinco años y entre el 40 y el 50 % de los menores de esa edad tienen niveles bajos de vitamina D, aunque es posible que en algunas comunidades autónomas, como las del norte, las cifras sean mayores, según lo que observamos cuando hacemos analíticas de control a nuestros pacientes. Específicamente, se considera deficiencia cuando los niveles de 25-hidroxivitamina D (25(OH)D3) en sangre están por debajo de veinte nanogramos por mililitro (ng/ml).

Sabemos que la vitamina D se comporta como una hormona con múltiples funciones. Es esencial para mantener la homeostasis del calcio y el fósforo y para prevenir enfermedades como el raquitismo y la osteomalacia. También es importante por sus propiedades antiinflamatorias y antioxidantes y por su labor en el fortalecimiento del sistema inmunitario, así como en la regulación de la función muscular y el crecimiento celular. Incluso algunos estudios clínicos han relacionado el déficit de vitamina D con la aparición de enfermedades crónicas, tales como la diabetes *mellitus,* algunos tipos de cáncer, las patologías autoinmunes, los trastornos metabólicos y mentales y las enfermedades cardiovasculares.

Vitamina D y salud mental

Sabemos que el cerebro contiene receptores de vitamina D, y se cree que esta desempeña un papel relevante en la regulación de neurotransmisores, en la neuroprotección y en la función cerebral general. Así, numerosas investigaciones han encontrado una correlación entre niveles bajos de vitamina D y mayores incidencias de depresión. Un metaanálisis publicado en *The British Journal of Psychiatry* revisó catorce estudios y encontró una asociación significativa entre la deficiencia de vitamina D y la depresión. Incluso algunos especialistas observaron mejoras en los síntomas depresivos con la suplementación de vitamina D en individuos con deficiencia severa.

Por otro lado, un estudio publicado en *Journal of Affective Disorders* encontró que los niveles bajos de vitamina D estaban significativamente asociados con síntomas de ansiedad, en especial en personas con trastornos crónicos.

Además, investigaciones llevadas a cabo en pacientes con esquizofrenia indican que muchos de ellos presentan deficiencias significativas de vitamina D. Algunos estudios sugieren que su suplementación podría tener un efecto beneficioso en la reducción de los síntomas psicóticos de estos enfermos.

La deficiencia de vitamina D también ha sido asociada con un mayor riesgo de deterioro cognitivo y demencia. Así, un análisis publicado en *Neurology* informó de que los niveles bajos de vitamina D estaban asociados con un mayor riesgo de desarrollar demencia en general y enfermedad de Alzheimer en particular.

Aunque la evidencia sugiere una posible asociación entre la deficiencia de vitamina D y diversos trastornos mentales, es importante destacar que se necesitan más estudios para comprender mejor estos vínculos y determinar si la suplementación de vitamina D puede ser una intervención eficaz de cara a la prevención y el tratamiento de estos trastornos.

LA DIETA APORTA POCA VITAMINA D

Solo entre un 10 y un 20 % de la vitamina D que necesitamos procede de la dieta, mientras que la mayor parte de la circulante en el torrente sanguíneo se obtiene de la síntesis cutánea por acción de la radiación ultravioleta sobre el 7-dehidrocolesterol. Sí, has leído bien: el colesterol no es tan malo —como hemos visto antes, lo malo es tenerlo alto—, y en este caso es indispensable para la formación endógena de vitamina D.

Ante las pocas fuentes alimentarias de vitamina D, la principal vía de su adquisición (del 80 al 90 %) es la exposición de la piel a la luz solar, aunque no es necesaria la exposición directa a los rayos del sol. Algunos expertos señalan que una exposición solar de diez o quince minutos dos o tres veces a la semana en la cara, los brazos y las piernas despejadas de ropa es suficiente para lograr valores óptimos. No obstante, sabemos que la capacidad de su fabricación a través de la piel está muy relacionada con el fototipo cutáneo y que la aplicación de cremas con filtro de radiación ultravioleta la reduce.

A pesar de la dieta y, sobre todo, la exposición al sol, necesitamos suplementos de vitamina D en dosis ajustadas a las características de cada tipo de piel.

También las personas de edad avanzada presentan una disminución de la capacidad cutánea de fabricar esta vitamina. Además, la mayor parte de España se encuentra por encima del paralelo treinta y cinco norte, donde la capacidad de sintetizar vitamina D es escasa en invierno, una estación del año excesivamente larga en algunos lugares de la península ibérica, en especial en las comunidades autónomas de la cornisa cantábrica.

Entonces, ¿qué nos queda? Pues, llegados a este punto, aquí sí que es necesario suplementarse con ampollas, cápsulas, tomas diarias, tomas mensuales… No tienes nada más que acudir a la consulta de tu médico, quien te realizará un análisis de los niveles de vitamina D y, en función de los resultados, te indicará un suplemento para tomar a lo largo del año, generalmente en una o dos tomas al mes. Sí, todo el año, porque la experiencia clínica me dice que aquellas personas que suspenden por completo la suplementación durante los meses de verano llegan a octubre con valores deficientes. Si te vale de algo, a mis pacientes les aconsejo que, si consumen más de una cápsula o ampolla al mes, reduzcan su dosis a la mitad durante la época estival, pero que no la suspendan.

¿SIRVEN PARA ALGO LOS SUPLEMENTOS DE COLÁGENO?

Que están de moda no te lo puedo discutir; que sean útiles ya es harina de otro costal.

Los suplementos de colágeno se venden hasta en los supermercados y siempre acompañados de un *marketing* tan convincente que nos hace creer que se nos va a poner un cutis con diez años menos y unas articulaciones para lanzarnos a la preparación de las próximas olimpiadas. Tampoco faltan a su cita con el colágeno los *influencers,* que hablan auténticas maravillas de su suplementación.

Para ahondar aún más en el colágeno —y sin pretender convertirlo en el malvado de la película, ya que es la proteína más abundante del cuerpo y tiene funciones importantes en la piel, los músculos, los tendones, los ligamentos y las articulaciones—, te diré que lo podemos considerar una proteína de baja calidad nutricional, ya que los aminoácidos que aporta (principalmente, glicina, prolina e hidroxiprolina) son no esenciales, es decir, los puede fabricar el propio organismo sin necesidad de incorporarlos desde la dieta.

Sin embargo, una vez que cumplimos los veinte o veinticinco años, comienza a decrecer la capacidad de fabricación a un ritmo de 1 % anual, lo que conlleva que nuestra piel presente cada año más arrugas y que nuestros músculos, tendones y ligamentos ya no sean como antaño. Cierto, arranca la cruel degeneración de nuestro cuerpo asociada a la edad, porque no sé si lo sabías, pero el cuerpo comienza a envejecer a partir de los veinticinco. No obstante, déjame recordarte que, si fumas, si no te alimentas de forma sana y si no haces ejercicio, ese decrecimiento puede ser bastante superior.

No quería hacerlo, pero ya que hablamos del colágeno, tengo que irme a una asignatura que cursábamos en tercero de carrera, Fisiopatología Humana. En ella nos enseñaban que todas las proteínas —incluido el colágeno— están compuestas por unidades mucho más pequeñas, los llamados aminoácidos, de la misma manera que una casa está compuesta por ladrillos.

Nuestro cuerpo es incapaz de absorber las proteínas (la casa) como tales en el intestino, y es necesario descomponerlas previamente en aminoácidos (ladrillos). Estas unidades más pequeñas pasan a la sangre, donde ya se olvidan de que formaban parte del colágeno, y el organismo decide, según sus necesidades, qué tipo de proteínas fabrica con ellas: testosterona, hormonas tiroideas, lactasa, lipoproteínas transportadoras de colesterol... Así, hasta miles y miles de proteínas distintas, entre las que se encuentra el colágeno. Dicho de otra manera, si no quieres que tu cuerpo lo sintetice por sí mismo, bastaría con aportarle aminoácidos en forma de proteínas procedentes de la carne, lácteos, huevos, legumbres o pescado, que sin duda nos resultarían más baratas que los afamados suplementos de colágeno, el hidrolizado también.

▶ **COLÁGENO Y VITAMINA C** ◀

¿Sabías que la vitamina C es esencial para que nuestro cuerpo sintetice colágeno? Actúa como cofactor en la hidroxilación de los aminoácidos prolina y lisina, dos componentes críticos del colágeno, para estabilizar la estructura en triple hélice de dicha proteína al darle fuerza y resistencia. Ensayos clínicos en humanos han mostrado que la ingesta adecuada de vitamina C mejora la cicatrización de heridas y la elasticidad de la piel, ambos indicadores de una síntesis robusta de colágeno. Un estudio publicado en *The American Journal of Clinical Nutrition* encontró que la suplementación con vitamina C mejora significativamente la capacidad de cicatrización de heridas en pacientes con deficiencia de esta vitamina.

La hormona de crecimiento (GH) promueve la síntesis de colágeno a través de la estimulación de los fibroblastos, las células encargadas de la fabricación de esta proteína. Los niveles de GH comienzan a decaer significativamente a partir de la mediana edad, una de las causas de que cada vez se acentúen más las arrugas y la piel sea más delgada y menos elástica y firme.

Y una última cuestión: ¿cómo puede llegar el supuesto colágeno que ingerimos en forma de suplementos al cartílago de las articulaciones si este es avascular, o sea, no tiene circulación sanguínea? Dicho de otra manera, ¿cómo podríamos llegar en coche desde nuestra ciudad a Madrid si no hubiese vías de comunicación entre ellas? Pues así es: aunque tomemos colágeno en forma de suplementos y pase a la sangre descompuesto en sus aminoácidos, es materialmente imposible que resulte efectivo en el cartílago articular, ya que este no recibe aporte de sangre que permita a los aminoácidos incorporarse a su estructura para repararlo o fortalecerlo.

¿QUÉ NOS PUEDE APORTAR EL CALDO DE HUESOS?

Estoy seguro de que te has encontrado algún *post* o algún vídeo en Instagram o en TikTok en el que te aseguran que aquel caldo que preparaba tu abuela para no tirar el hueso que le habían regalado en la carnicería es el elixir de la eterna juventud, pues nuestros antepasados vivieron más allá de los cien años, en muchos casos, gracias a su consumo. El secreto, cómo no, es el colágeno.

Y no solo eso. Si tu cadera empieza a mostrar los primeros signos de artrosis, si tus uñas están frágiles o si ya han aparecido las primeras arrugas, no te preocupes: para todo ello los pseudodoctores de las redes sociales tienen la solución. Sí, lo has adivinado, es el caldo de huesos.

¿Por qué tanto caldo de huesos? Primero, porque es un mensaje creíble y, segundo, porque, si ya lo consumían nuestros abuelos centenarios, cómo no va a ser bueno... ¡Nadie te podrá decir que es malo para la salud! Y es cierto, malo no es; lo que se dice hidratar, hidrata, y algunos nutrientes no te digo que no tenga, pero de ahí a ponernos una piel, unos huesos y unas articulaciones de adolescente existe mucha distancia.

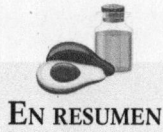

En resumen

¿En qué alimentos podemos encontrar vitamina D? El listado no es muy amplio si lo comparamos con las fuentes de otros tipos de vitaminas o minerales. Se encuentra principalmente en los lácteos enteros, el aceite de hígado de pescado, los pescados grasos, la yema de huevo, las setas y las vísceras, como el hígado y los riñones. También, aunque en menor cuantía, en el aceite de oliva virgen extra obtenido por procedimiento mecánico, ya que el procesamiento del resto de aceites de oliva hace que se inactive todo o gran parte de su contenido en esta vitamina.

Y, si hablamos del colágeno, ¿qué pasa con el famoso caldo de huesos? Pues siento decirte que no es para tanto, esta es la pura verdad. Sí es cierto que contiene colágeno, pero nada relevante. El quid de la cuestión está en algo fisiológico que realiza nuestro cuerpo cada vez que te llevas algo a la boca: la digestión, el proceso indispensable por el que el organismo descompone los alimentos en nutrientes más pequeñitos —aminoácidos, en el caso del colágeno— para que podamos absorberlos y que, de otra manera, se perderían en las heces.

Ahora ya tienes la información, la decisión la debes tomar tú.

11
MICROBIOTA, LA HUERTA QUE TE CUIDA: APRENDE A CULTIVARLA

Me gustaría que pensaras en tu microbiota como si fuese la huerta de tu casa. Si plantas las semillas correctas (buenos alimentos), riegas cuando debes (bebes suficiente agua) y evitas las malas hierbas (alimentos poco saludables, sustancias tóxicas y antibióticos usados de manera innecesaria), tendrás una huerta llena de esplendor y vida, que te abastecerá de los productos necesarios para cuidar de ti y mantenerte sano. Además, será un espacio único y singular, pues cada persona posee su propia microbiota.

Dicho de otro modo, la microbiota es una parte importante de tu cuerpo que te pide…, pero que también te da. Se trata de un ecosistema de algo menos de un cuarto de kilo, vital, complejo y lleno de microorganismos que reside dentro de ti, especialmente en el intestino, y te ayuda a estar sano. A cambio, tú puedes cuidarla con un estilo de vida saludable. ¡Podéis convertiros en un tándem ganador!

Al igual que una huerta necesita buenas semillas para dar productos de calidad, tu microbiota requiere de los nutrientes adecuados para permanecer fuerte y en equilibrio. Esas semillas son los alimentos ricos en fibra, como las frutas, las verduras, las legumbres y los granos enteros. La fibra actúa como el alimento preferido para las bacterias beneficiosas en tu intestino, principalmente para aquellas que la fermentan y producen ácidos grasos de cadena corta, como el butirato.

Estos ácidos grasos son especialmente importantes, ya que constituyen una fuente clave de energía para las células que recubren el intestino, lo que les ayuda a funcionar correctamente y contribuye, además, a prevenir la permeabilidad intestinal (a veces llamada *intestino permeable*). Esto es muy importante para la salud, pues, de lo contrario, se corre el riesgo de que toxinas o bacterias dañinas pasen a la sangre, con consecuencias potencialmente muy graves. Al mismo tiempo, son ácidos grasos con propiedades antiinflamatorias, algo que contribuye a reducir la inflamación en el intestino y, por extensión, en todo el cuerpo.

Además de la fibra, los alimentos fermentados como el yogur, el kéfir y otros menos conocidos pero muy interesantes —*kimchi* y chucrut, platos tradicionales de origen coreano y alemán, respectivamente, a partir de vegetales fermentados— contienen probióticos, que son microorganismos vivos capaces de integrarse en tu microbiota para mantener el equilibrio entre las bacterias buenas y las potencialmente dañinas.

Así como las plantas necesitan agua para crecer, tu microbiota también es muy dependiente de ella. Un intestino bien hidratado asegura que los nutrientes sean absorbidos eficientemente y que los desechos sean eliminados de forma correcta. Además, favorece la producción de mucus intestinal, que sirve de barrera protectora y de hábitat imprescindible para las bacterias beneficiosas.

Tener una microbiota equilibrada y bien hidratada ayuda a que tu intestino funcione de manera regular, lo que reduce problemas como el estreñimiento y la diarrea. Esto es clave para que tu digestión sea saludable, te sientas bien y disminuyas el riesgo de sufrir cáncer de colon.

Por otra parte, el estrés constante, la falta de ejercicio y el sueño no reparador son factores que pueden desajustar el funcionamiento de tu intestino y, como consecuencia, alterar la composición de tu microbiota. Cuando no te cuidas en estos aspectos, tu sistema digestivo puede volverse más vulnerable, lo que afecta no solo a cómo te sientes día a día, sino también a tu salud a largo plazo. ¿Acaso no has notado alguna vez que, cuando estás nervioso o no has descansado adecuadamente, cambia tu ritmo intestinal?

Pero las auténticas *malas hierbas* en esta huerta microbiológica son los alimentos ultraprocesados y el uso innecesario de antibióticos. Consumir frecuentemente alimentos ricos en azúcares refinados, grasas trans y con alto contenido en aditivos no solo no aporta nada o muy poco desde el punto de vista de la nutrición, sino que puede favorecer un ambiente propicio para el crecimiento de bacterias dañinas y disminuir la diversidad de tu microbiota, un factor clave para mantener la salud. Una microbiota desordenada es capaz, al mismo tiempo, de alterar las señales de hambre y saciedad a través de modificaciones hormonales relacionadas con el control del apetito.

El peor enemigo de la microbiota es el consumo
frecuente de azúcares refinados, grasas
trans, aditivos y antibióticos innecesarios.

¿Sabías que tu intestino es una importante fábrica de hormonas, ya que produce más de treinta tipos diferentes que no solo colaboran en el control de tu apetito, sino que influyen en la regulación del placer, la percepción del dolor, el sueño, las emociones y hasta los mecanismos de recompensa?

Los antibióticos, aunque muy necesarios cuando de infecciones bacterianas hablamos, pueden ser perjudiciales si se realiza un uso poco riguroso. Estos medicamentos, aparte de eliminar los microorganismos malos, también son susceptibles de matar a los buenos y, así, crear un desequilibrio en tu microbiota con consecuencias como infecciones recurrentes, diarreas episódicas, permeabilidad intestinal e inflamación crónica.

Algunas bacterias beneficiosas producen sustancias antimicrobianas que directamente inhiben el crecimiento de bacterias dañinas. La microbiota compite con estas últimas por el espacio y los nutrientes, lo que dificulta que los microbios malos hagan de tu intestino su hábitat natural. De hecho, la propia microbiota *adiestra* constantemente a tu sistema inmunológico para reconocer la diferencia entre los microbios amigos y los enemigos, lo que contribuye a prevenir determinadas enfermedades autoinmunes y a mantener la potencial inflamación crónica bajo control.

Aún se siguen sorprendiendo algunas personas cuando decimos que la microbiota también tiene un papel muy relevante en nuestra mente. Existe una conexión continua entre el intestino y el cerebro, conocida como el eje intestino-cerebro. ¿Sabías que gran parte de la serotonina, la famosa hormona de la felicidad, es producida por las bacterias del intestino? ¿Y que estas bacterias la sintetizan a partir del triptófano, un aminoácido esencial que no puede fabricar el cuerpo y que encuentras en alimentos como lácteos, huevo, pescado azul, frutos secos, carnes blancas, legumbres y aguacate?

Los más de cien billones de microorganismos que componen la microbiota influyen en nuestros comportamientos y en nuestra capacidad de socialización y relación con los demás, así como en la manera en que respondemos al estrés. Un intestino sano, lleno de bacterias beneficiosas, contribuye a una menor ansiedad y a un mejor estado de ánimo.

¿QUÉ PASA SI SE ALTERA LA ARMONÍA DEL TRABAJO EN EQUIPO?

Cuando la microbiota pierde su equilibrio, es decir, cuando hay más bacterias malas que buenas, o cuando se reduce la diversidad bacteriana, se produce lo que los científicos llaman disbiosis. Esta puede afectar a varias partes de tu cuerpo y provocar una serie de problemas de salud que voy a resumirte en cuatro apartados:

1. Un intestino infeliz. Cuando las bacterias malas dominan, pueden producir gases y sustan-

cias que irritan el intestino, lo que lleva a síntomas como hinchazón, flatulencia, diarrea o estreñimiento. En casos más graves, la disbiosis está asociada con trastornos como el síndrome del intestino irritable, el cáncer colorrectal y patologías inflamatorias intestinales, como la enfermedad de Crohn y la colitis ulcerosa.

2. Debilitamiento de la primera línea de defensa. Con la disbiosis, tu sistema inmunológico puede volverse más débil y menos efectivo, con el consiguiente aumento del riesgo de infecciones y enfermedades. Paradójicamente, un sistema inmunológico debilitado puede volverse hiperactivo, lo que significa que es capaz de comenzar a atacar a tus propias células y devenir en el desarrollo de enfermedades autoinmunes y alergias.

3. Aumento de peso y enfermedades metabólicas. La disbiosis también puede alterar tu metabolismo y los mecanismos de control de la saciedad. Algunas bacterias malas extraen más energía de los alimentos que consumes o incrementan la apetencia por los más insanos, lo que contribuye al aumento de peso. Además, una microbiota desequilibrada favorece la enfermedad del hígado graso no alcohólico y también está relacionada con la resistencia a la insulina, un factor clave en el desarrollo de la diabetes tipo 2.

4. Desconexión intestino-cerebro con impacto negativo en la salud mental. Si las bacterias buenas disminuyen, pueden modificar la producción de hormonas y neurotransmisores como la

melatonina, la serotonina o el GABA, lo que sin duda altera los patrones de sueño, aumenta la vulnerabilidad a trastornos del estado de ánimo, como la depresión y la ansiedad, y distorsiona las sensaciones de calma y tranquilidad.

¿Sabías que las modificaciones en la microbiota intestinal pueden influir en ciertos rasgos de tu personalidad, en la manera en que procesas las emociones e incluso en cómo reaccionas o te comportas ante diferentes situaciones estresantes?

GUÍA PRÁCTICA PARA UN ECOSISTEMA INTERNO SALUDABLE

La microbiota, esa comunidad microscópica de bacterias, virus, hongos y otros microorganismos que viven en tu cuerpo, especialmente en el intestino, tiene un impacto gigantesco en la salud física y mental. Cuidarla es esencial para mantenerse saludable, y a continuación te explico cómo hacerlo de manera científica pero fácil de entender.

1. ALIMENTA A TUS MICROBIOS CON FIBRA, SU COMBUSTIBLE *PREMIUM*

Los alimentos ricos en fibra, como frutas, verduras, hortalizas, legumbres y granos enteros, contienen compuestos que las bacterias buenas en tu intestino fermentan, lo que produce ácidos grasos de cadena corta que no solo nutren las células del intestino, sino que también tienen efectos antiinflamatorios y protegen contra enfermedades como el cáncer de colon.

Asegúrate de incluir una variedad de alimentos ricos en fibra en tu dieta diaria: quinoa, frijoles, brócoli, zanahorias, lentejas, garbanzos, manzanas, peras, plátanos, espinacas, col rizada, semillas de chía, semillas de lino, avena integral, almendras, nueces, aguacate, batata, higos secos, ciruelas pasas, guisantes o alcachofas.

2. INCORPORA LAS BACTERIAS AMIGAS DE LOS ALIMENTOS FERMENTADOS

Alimentos como el yogur, el kéfir, el *kimchi,* chucrut, la *kombucha,* el miso, el *tempeh,* el pan de masa madre y algunos quesos, como el azul, el camembert y el *cheddar,* están llenos de probióticos, que son bacterias vivas beneficiosas que pueden ayudar a equilibrar, reforzar y repoblar tu intestino con bacterias buenas, especialmente después de haber tomado antibióticos durante un plazo de tiempo largo o de haber tenido problemas digestivos.

Incluye una ración diaria de alimentos fermentados en tu dieta habitual. Por ejemplo, un tazón con yogur natural o kéfir y frutas frescas con avena. O prepara una tostada con pan de masa madre y acompáñala con aguacate, un huevo pochado y una cucharada de chucrut. También puedes acompañar alguna de tus comidas con un vaso de kombucha, una alternativa para evitar los insanos refrescos.

3. Riega tu intestino para un tránsito fluido

El agua es vital para todos los procesos corporales, y tu microbiota no es la excepción. La hidratación adecuada también facilita el tránsito intestinal y previene problemas como el estreñimiento. Bebe agua cuando tengas sed. Puedes aumentar su consumo con alimentos como la sandía, los cítricos y las fresas o preparando purés y sopas con verduras frescas, como pepino, calabacín, apio, espinacas y tomate. Estas opciones no solo te ayudarán a mantenerte hidratado, sino que aportarán nutrientes esenciales para tu intestino.

4. Cierra la puerta a los enemigos

Los alimentos ultraprocesados tienen un efecto muy nocivo para la microbiota en particular y para la salud en general, pues promueven el crecimiento de bacterias perjudiciales y reducen la diversidad de las buenas. Esto favorece un sinfín de enfermedades crónicas y potencialmente graves.

Opta por alimentos frescos y mínimamente procesados. Prepara la mayor parte de tus comidas en casa, siempre que sea posible, utilizando ingredientes naturales. Huye de *snacks* de bolsa, refrescos, bebidas energéticas, cereales azucarados, galletas, helados industriales, embutidos, salchichas, sopas instantáneas, panes, pasteles y bollería industriales, platos congelados preparados, aderezos envasados, comidas rápidas (hamburguesas, *pizzas*), *nuggets* de pollo, yogures azucarados y salsas industriales (kétchup, mayonesa).

5. Antibióticos: solo para las ocasiones importantes

Los antibióticos son medicamentos poderosos que combaten infecciones bacterianas, pero también pueden dañar tu microbiota, sobre todo si los utilizas repetidamente.

Toma antibióticos solo cuando te lo prescriba un médico y sigue las instrucciones al pie de la letra. Después de un tratamiento con antibióticos, es especialmente importante consumir alimentos ricos en probióticos (fermentados) y prebióticos (plátano, alcachofa, puerro, espárragos, avena, legumbres, ajo y cebolla, entre otros) para ayudar a restaurar el equilibrio de la microbiota.

6. Mueve tu cuerpo, mejora tu microbiota

El ejercicio regular no solo es bueno para tus músculos y tu corazón, también se asocia a una mayor diversidad de bacterias intestinales y a una reducción de la inflamación en el cuerpo, lo cual favorece un entorno intestinal más saludable.

Incorpora entre treinta y cincuenta minutos de ejercicio moderado a tu rutina diaria: camina, nada, baila, anda en bicicleta o realiza ejercicios de fuerza.

7. Gestiona el estrés manteniendo fluida la interconexión de doble sentido mente-intestino

Cuando afrontas una fase puntual de estrés, tu cuerpo responde de forma natural liberando hormonas, como el cortisol. Sin embargo, si el estrés se vuelve crónico, los niveles de cortisol permanecen constantemente elevados, lo que puede alterar de manera significativa la composición y la función de tu microbiota. Esta alteración impacta negativamente en tu salud intestinal y mental al crear un ciclo que afecta a tu bienestar físico y emocional.

Practica técnicas de manejo del estrés, como la meditación, la respiración profunda y el yoga o, simplemente, dedica tiempo a actividades que te relajen, como estar con los amigos y disfrutar del campo y la naturaleza.

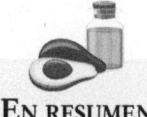

En resumen

En definitiva, cuidar tu microbiota es una inversión en tu salud a largo plazo. A cambio, esta comunidad de microorganismos trabajará incansablemente para mantener tu cuerpo y mente en equilibrio. ¡Es un sí o sí, un ganar o ganar para ambos!

12
NO LA LLAMES *HINCHAZÓN* CUANDO QUIERES DECIR *INFLAMACIÓN*

El cuerpo de una parte considerable de la población está constantemente en modo *alerta;* en muchos casos, si me apuras, te diría que en *alerta roja*. Como si estuviese las veinticuatro horas de los siete días de la semana defendiéndose y luchando contra una infección que en realidad no está presente. Con el paso de los años, ese estado de defensa persistente puede causar daño a nuestros órganos y tejidos. Es algo que no se percibe a simple vista, que, inicialmente, ni se siente ni se nota. Esto es la inflamación crónica, un proceso de deterioro silencioso que quizá estés sufriendo ahora mismo. ¿Quieres saber cómo se produce y cuáles son las consecuencias?

Se trata de un hecho que a menudo se confunde con la sensación de hinchazón abdominal, pero casi no guardan relación. Existe una incomodidad que llega a cambiarte el estado de ánimo y que a veces experimentas cuando tienes gases o has comido demasiado. Tu vientre está inflado y distendido. Eso es la hinchazón abdominal. La ves, la sientes y generalmente desaparece en poco tiempo.

¿SON LO MISMO LA INFLAMACIÓN Y LA HINCHAZÓN?

No, son problemas completamente diferentes. La inflamación crónica es un proceso más serio y potencialmente más grave que afecta a todo el cuerpo durante mucho tiempo y que, de un modo progresivo y oculto, resta salud y vida. La hinchazón abdominal, por otro lado, es algo temporal, que afecta principalmente al aparato digestivo y suele relacionarse con lo que comes y con cómo digieres los alimentos. No obstante, es cierto que, si desarrollamos una inflamación crónica en los intestinos, como en la enfermedad de Crohn, podemos sufrir hinchazón abdominal como uno de sus síntomas. También la inflamación crónica causada por malos hábitos, como veremos más adelante, puede generar hinchazón intestinal dentro de un amplio espectro de síntomas. Pero, en general, es más común y menos preocupante que la inflamación crónica.

Si me permites el símil y dejas que tu imaginación fluya, la inflamación crónica es como una alarma de seguridad de un centro comercial que nunca se apaga, aunque no esté pasando nada, pero que mantiene en estado de alerta constante al equipo de vigilancia.

¿POR QUÉ SE PRODUCE LA INFLAMACIÓN CRÓNICA?

Sigue imaginando conmigo y piensa que tu cuerpo es ese centro comercial, que está muy controlado por un cualificado equipo de seguridad siempre listo para protegerlo. Se activa cuando la situación no está controlada y se toma las cosas con calma cuando todo transcurre según lo previsto. Ese equipo de vigilancia es tu sistema inmunológico, que normalmente solo entra en acción si hay un problema, como una infección, la presencia de una célula tumoral o una herida. Sin embargo, a veces surgen complicaciones y el equipo de seguridad no sabe cuándo parar, está siempre en modo alerta.

¿Cómo debería funcionar?

Cuando enfermas por una infección, el cuerpo envía una señal de alarma que activa al sistema inmunológico. La respuesta inmediata es que el equipo de seguridad (los glóbulos blancos) corra al lugar del problema; una vez allí, se liberan sustancias químicas (anticuerpos y citoquinas) que matan a los intrusos (como bacterias o virus) y ayudan a reparar los tejidos dañados. En el momento en el que la amenaza está controlada, la inflamación disminuye y el sistema inmunológico se coloca en modo *cámara de vigilancia* para que el cuerpo pueda sanar completamente y retornar a su estado basal de *normo*-funcionamiento.

¿Qué pasa en la inflamación crónica?

Ahora, imagina que esa alarma nunca se apaga o que el equipo de seguridad del centro comercial empieza a detectar peligros donde no los hay y en lugar de controlar la situación y volver a su puesto de control sigue trabajando todo el tiempo, aunque ya no haya un peligro real. Los glóbulos blancos continúan liberando sustancias químicas que normalmente solo usarían en emergencias, como citoquinas y radicales libres. Estas sustancias, diseñadas para destruir a los invasores y ayudar en la reparación, cuando se liberan en exceso y durante mucho tiempo, empiezan a dañar los tejidos sanos. Dañan más que reparan. Este daño continuo mantiene al sistema inmunológico activado, lo que perpetúa la inflamación. Es un ciclo que se retroalimenta: la inflamación causa daño, el daño activa más el sistema inmunológico, y así sucesivamente. Ya tenemos establecido el círculo vicioso de la inflamación crónica.

¿QUIÉNES SON LOS CAUSANTES DE ACTIVAR CONSTANTEMENTE EL SISTEMA INMUNE PARA GENERAR INFLAMACIÓN CRÓNICA?

Son múltiples las causas, pero destacaría por encima de todo la comida insana con alto consumo de ultraprocesados, la falta de ejercicio físico y tóxicos como el tabaco, el alcohol, las drogas y la contaminación ambiental. También son causa de inflamación crónica las infecciones permanentes, como el COVID-19 persistente y las enfermedades autoinmunes, como el lupus. Y, por último, todas aquellas condiciones que son factores de riesgo para la salud: la obesidad, la hiperglucemia, la hipercolesterolemia, la hipertrigliceridemia o la hipertensión.

¿CUÁLES SON LOS SÍNTOMAS Y LAS CONSECUENCIAS DE LA INFLAMACIÓN CRÓNICA O DE BAJO GRADO?

Los síntomas son muy variados y comunes a otras muchas enfermedades y problemas de salud, por lo que es crucial obtener un diagnóstico preciso para identificar si la inflamación crónica es realmente la causa de los mismos o si hay otra condición subyacente que requiere tratamiento. Los más frecuentes son fatiga constante, insomnio, dolor muscular y articular, estreñimiento o diarrea, fiebre, infecciones recurrentes, aumento de peso, erupciones y sequedad cutánea o alteraciones del estado de ánimo. Con el tiempo, esta inflamación crónica puede contribuir a una aceleración del envejecimiento celular y corporal, con el consecuente aspecto físico más deteriorado en relación con la edad cronológica, y al desarrollo de afecciones graves, como las enfermedades cardiovasculares, diabetes tipo 2, obesidad, hígado graso, ansiedad, depresión, deterioro cognitivo y enfermedades neurodegenerativas, como la demencia o el párkinson. También se asocia a cambios en el ADN, la molécula que contiene la información genética de los seres vivos, ese *manual de instrucciones* que determina las características y funciones de cada célula y, en última instancia, de todo el organismo y cuyas mutaciones pueden ser la punta de lanza hacia un proceso cancerígeno.

¿POR QUÉ ES IMPORTANTE CONOCER LA INFLAMACIÓN CRÓNICA?

El sistema inmunológico, que debería ser el protector del cuerpo, puede convertirse en un causante de problemas cuando no sabe cómo y cuándo detenerse. Entender de qué manera funciona este proceso es clave para manejar la inflamación. Si podemos reducir la *alarma continua* o calmar al equipo de seguridad para que trabaje solamente cuando es necesario, seremos capaces de evitar el daño irreversible a largo plazo que deteriora nuestro organismo de forma acelerada.

Por eso, cuidar la salud general, hacer ejercicio, comer de manera saludable, evitar los tóxicos, controlar el estrés y tratar cualquier enfermedad subyacente es crucial de cara a mantener la inflamación bajo control.

¿Y DÓNDE ESTÁN LAS SOLUCIONES?

Si una persona padece inflamación crónica debido a sus malos hábitos, existen varias soluciones prácticas que pueden ayudar a reducirla y mejorar su salud general. Aquí te dejo un plan de acción paso a paso, como si estuviéramos realizando una *renovación* completa de ese centro comercial que es tu cuerpo.

▶ RENUÉVATE ◀

1. Incluye más alimentos antiinflamatorios en tu dieta, como las frutas, las verduras, los frutos secos, las semillas, el pescado azul y el aceite de oliva. Estos alimentos están cargados de antioxidantes y ácidos grasos omega 3, que ayudan a reducir la inflamación.
2. Reduce los alimentos ultraprocesados, las grasas de mala calidad y los azúcares simples, ya que son los grandes detonantes y potenciadores de la inflamación crónica.
3. Bebe suficiente agua, puesto que es clave para que todas las máquinas (vías metabólicas) del cuerpo funcionen adecuadamente y también para ayudar a eliminar toxinas y a mantener el cuerpo en equilibrio.

4. Practica actividades como caminar, nadar, andar en bicicleta o correr, pues ayudan a reducir la inflamación y mejorar la salud cardiovascular. Trata de hacer al menos treinta minutos de actividad moderada la mayor parte de los días de la semana. Si añades entrenamiento de fuerza no solo mantendrás los músculos fuertes, sino que mejorarás tu metabolismo y reducirás la inflamación. Incorpora ejercicios de resistencia dos o tres veces por semana.

5. Si practicas yoga o pilates, puedes ayudar a reducir el estrés y, por ende, la inflamación, además de mejorar la flexibilidad, la postura y la mente.

6. Deja de fumar. Ya sé que no resulta fácil, pero es crucial para reducir la inflamación crónica. Habla con tu médico sobre opciones como las terapias de reemplazo de nicotina, medicamentos o grupos de apoyo. Esto mismo es aplicable para cualquier otro consumo y adicción, incluido el alcohol.

7. Un sueño de calidad es indispensable para la reparación y la regeneración del cuerpo de una manera global, y también para ayudar a apagar la alarma activadora del sistema inmunológico. Apúntate a dormir entre siete y nueve horas cada noche en un ambiente oscuro, fresco y tranquilo.

8. Reduce el estrés mediante técnicas de relajación. Practicar la meditación y la respiración profunda o incluso algo tan sencillo como escuchar música relajante o salir a pasear por el campo puede ayudar a redu-

cir los niveles de cortisol (la hormona del estrés) y, por tanto, la inflamación.

9. Busca apoyo profesional, es de utilidad si el estrés resulta abrumador. El asesoramiento de un psicólogo o terapeuta ayuda a la persona a manejar la carga emocional, mejorar la adherencia a posibles tratamientos y desarrollar estrategias eficaces. Unirse a grupos de apoyo puede proporcionar un sentido de comunidad al compartir experiencias con otras personas que afrontan problemas de salud similares.

10. Es importante que mantengas un seguimiento frecuente con tu médico para chequear tu salud y diagnosticar una potencial inflamación a tiempo mediante análisis de sangre u otros estudios, además de ajustar el plan de tratamiento según sea necesario.

Siguiendo estos pasos, cualquier persona puede comenzar a prevenir o a reducir la inflamación crónica y mejorar su bienestar general. Es muy importante adoptar un enfoque a largo plazo mediante la consecución de pequeñas metas alcanzables y realistas para que los cambios sean sostenibles en el tiempo. No todo de golpe. Cambiar las cosas de un día para otro suele ser inabordable. Es un proceso gradual, en el que cada avance positivo es un paso hacia un cuerpo más saludable y eficiente. Hablamos de un camino que requiere paciencia, pero, con un enfoque consistente y perseverante, sumado al apoyo profesional, es posible lograr mejoras significativas.

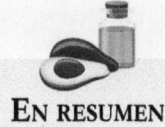

En resumen

La inflamación crónica es como un fuego lento que arde dentro de tu cuerpo: afecta a tu energía, a tu bienestar y a tu salud a largo plazo. Pero la buena noticia es que puedes apagar ese fuego y recuperar tu vitalidad. Si cambias tus hábitos, te mueves más, reduces el estrés y controlas tu salud, estarás dando poderosos pasos que te ayudarán a sentirte mejor y a vivir una vida más plena. No dejes que la inflamación maneje tu vida; toma el control, siéntete bien y brilla con todo tu potencial. ¡Tu cuerpo y tu mente te lo agradecerán!

13
EL BANQUETE DE LOS MITOS
Y LA DIETA DE LA VERDAD

Si la alimentación de cada uno de los siete días de la semana fuera un banquete, en nuestra mesa habría de casi todo: platos saludables, ingredientes confusos y un sinfín de creencias disfrazadas de certezas. A lo largo de los años, hemos tragado y digerido sin cuestionar muchos mitos nutricionales que se repiten una y otra vez, como si por repetirlos más veces y con más énfasis se volvieran verdaderos.

Pero no. Comer bien no es cuestión de memorizar normas sin fundamento, sino de entender a través de un lenguaje sencillo lo que dice la ciencia y aplicar el sentido común. Y más aún en una época en la que abundan los charlatanes de bata blanca (o sin ella), los gurús de turno y las cuentas virales que reparten consejos absurdos como si fueran verdades absolutas..., y lo peor: muchísimas personas los siguen al pie de la letra.

En este capítulo te invito a desmontar, uno por uno, algunos de los mitos más populares que nos han colado durante años..., y a saborear, por fin, una dieta basada en la única verdad, la de la evidencia científica.

Mito 1: «No es lo mismo la carne blanca que la roja ni la roja que la procesada»

Decir que la carne puede ser un componente saludable de una dieta equilibrada es mucho decir. Es cierto que se trata de una fuente de proteínas de alto valor biológico, pues aporta aminoácidos esenciales, y de vitaminas como la B12, indispensable para la salud del sistema nervioso y la fabricación de glóbulos rojos o de minerales tan destacados como el hierro, el selenio o el cinc. Pero su impacto en la salud depende principalmente de tres elementos que no podemos dejar pasar por alto:

— El tipo de carne.
— La cantidad diaria consumida.
— El método de preparación.

En relación con el tipo de carne, sabemos que el consumo excesivo de carnes rojas y procesadas se asocia a un mayor riesgo de enfermedades cardiovasculares debido a su contenido en grasas saturadas y colesterol.

La Agencia Internacional de Investigación sobre el Cáncer (IARC) y la OMS han clasificado las carnes procesadas como carcinógenas para los humanos y las carnes rojas como probablemente carcinógenas, en especial con respecto al cáncer colorrectal y el cáncer gástrico. Son carnes procesadas el jamón, los embutidos, las salchichas, el tocino y todas aquellas carnes que han sido tratadas mediante salazón, curación, fermentación o ahumado.

También se relacionan con el incremento de las cifras de colesterol, con un mayor riesgo de desarrollar hipertensión arterial y diabetes tipo 2 y una mayor prevalencia de las enfermedades cardiovasculares por su composición en sal, grasas trans y grasas saturadas.

Además, contienen fécula de patata, de trigo o de maíz, un tipo de carbohidrato muy interesante para la industria alimentaria, ya que aporta una textura deseable, aumenta el volumen del alimento sin añadir un coste significativo y consigue una mayor palatabilidad y jugosidad, pues ayuda a retener agua. ¿No te suena el *claim* «extrajugoso» en los paquetes de ciertos embutidos y salchichas?

Si consumes carnes procesadas —me gustaría que muy pocas veces—, es crucial que leas las etiquetas para entender qué aditivos y féculas contienen. Si observas la lista de ingredientes de algunos fiambres, por ejemplo, aquellos que gozan de una más que dudosa buena reputación, como son los de pollo o pavo, podrás comprobar, en determinadas marcas, que el contenido de carne únicamente ronda el 60 %, lo que significa que el 40 % de la loncha es agua, féculas, aditivos y sal.

En cuanto a la carne roja, que incluye la carne de vacuno, de cerdo —excepto el lomo y el solomillo—, de cordero, de caballo y de cabra, la OMS y la IARC limitan su consumo a no más de entre trescientos cuarenta y quinientos gramos por semana (unos setenta gramos diarios).

Para el tercer tipo, es decir, la carne blanca (el conejo, el lomo y el solomillo de cerdo, el pollo, el pavo y el resto de aves de corral), las Guías Alimentarias Americanas no especifican una cantidad límite por semana y la incluyen en el grupo de fuentes proteicas dentro de una dieta saludable.

▶ Consejos sobre el consumo de carne ◀

— Reduce el consumo de carnes procesadas a su mínima expresión; si puede ser a cero, mejor.

— En cuanto a la carne roja, te diría que, cuanta menos, mejor; no te marcaría ni siquiera un consumo diario o semanal, sino que la reservaría para momentos especiales, como cenas con amigos, bodas o comidas familiares.

— Con un kilo a la semana de carne blanca, tenemos más que suficiente si lo que queremos es apostar por una alimentación equilibrada. Opta por aquellas carnes blancas libres de antibióticos y cuyos animales son criados en las máximas condiciones de respeto.

— Elige cortes magros de carne y quítales la grasa visible antes de cocinarlos.

— Opta por métodos de cocción saludables y evita freír, asar o cocinar a la parrilla a altas temperaturas.

— Dentro de una dieta saludable, incluye fuentes proteicas variadas, no solo cárnicas, que aporten entorno al 12 o el 15 % de las necesidades diarias: pescado, huevos, legumbres, frutos secos, tofu, *tempeh,* semillas y carnes magras (especialmente, blancas) para obtener un equilibrio adecuado de diferentes nutrientes.

Según la Organización de las Naciones Unidas para la Alimentación y la Agricultura, la ganadería genera a escala mundial tantos gases de efecto invernadero —metano, óxido nitroso y CO_2— como todos los coches, trenes, barcos y aviones juntos. España es el primer país europeo y el quinto mundial en consumo anual de carne.

Una de las mayores preocupaciones que tenemos los médicos es el desarrollo de resistencia a los antibióticos. En este sentido se ha pronunciado recientemente la OMS al advertir que, si no se toman medidas urgentes, para 2050 las resistencias a los antibióticos podrían causar diez millones de muertes al año en el mundo. Esta cifra superaría las muertes actuales por cáncer y convertiría las infecciones resistentes en una de las principales causas de muerte global. Sin duda, el uso masivo de antibióticos en la ganadería industrial contribuye a ello de manera notable.

Por otro lado, el actual modelo de ganadería industrial, basado en la crianza rápida para sacrificar el animal lo antes posible bajo la premisa de obtener el máximo beneficio, conlleva la construcción masiva de macrogranjas, lugares espantosos donde se impone el hacinamiento de vacas, cerdos o pollos. Esto va en contra de cualquier forma de bienestar animal y favorece la aparición de enfermedades transmisibles. No quiero decir que esté en contra de la ganadería, sino que existen formas, como la extensiva y ecológica, cuyo modelo se basa en que los animales disfruten de una vida digna desde que nacen hasta que son sacrificados.

¿Sabías que para producir un kilo de ternera son necesarios quince mil litros de agua, mientras que únicamente se necesitan ciento treinta y un litros para obtener un kilo de zanahorias?

En definitiva, las dietas basadas en vegetales son más saludables, producen menor cantidad de emisiones de gases de efecto invernadero y consumen menos agua y menos espacio de tierra.

MITO 2: «EL ÁCIDO ÚRICO NO ESTÁ ÚNICAMENTE EN LA CARNE Y LOS MARISCOS»

Una pregunta habitual en las consultas médicas a partir de los cincuenta años es: «Doctor, ¿cómo tengo el ácido úrico?». Se trata de un parámetro analítico que preocupa mucho a la población, y no es para menos, pues, además de provocar los dolorosos ataques de gota —una inflamación articular que frecuentemente afecta al primer dedo del pie y a otras articulaciones por depósitos de cristales de ácido úrico—, produce los no menos dolorosos cólicos renales, consecuencia de la formación de cálculos de urato en los riñones. Por otro lado, la hiperuricemia asintomática se asocia al desarrollo de hipertensión, enfermedad cardiovascular (infarto de miocardio, insuficiencia cardíaca, accidente cerebrovascular) y enfermedad renal.

¿Qué es la hiperuricemia asintomática? Hablamos de un período en el que los niveles sanguíneos de ácido úrico se mantienen elevados de forma persistente, pero no se producen manifestaciones clínicas. Su prevalencia media en varones adultos está en torno al 8 %, y se produce cuando los niveles son superiores a 6 mg/dl en las mujeres y 7 mg/dl en los hombres.

Por lo tanto, no se trata de un período irrelevante y únicamente de puesta a punto para desarrollar una futura gota clínica, como se creía, sino que es una fase en la que se van produciendo una serie de cambios estructurales en órganos y tejidos (corazón, riñón, articulaciones y vasos sanguíneos) y que nos predisponen al desarrollo de patologías importantes.

Es cierto, no te lo había dicho: el ácido úrico es un producto de desecho que se forma cuando el cuerpo metaboliza las llamadas purinas, unas sustancias que se encuentran en algunos alimentos de forma natural. Así, los más ricos en purinas son:

— Las carnes rojas, como la ternera, el buey, el cordero y el cerdo. También, el chorizo, el salami, la mortadela, el jamón, las carnes procesadas, los embutidos en general y los preparados con carne (como caldos, sopas, salsas...).
— Algunos pescados, principalmente los azules, como los boquerones, las anchoas, el arenque, el salmón, la trucha y las sardinas.
— Mariscos como los mejillones, las vieiras y las almejas.
— Las vísceras, como las mollejas, el hígado, los riñones, el cerebro y el corazón.
— Algunos vegetales: los espárragos, los champiñones, las espinacas, los puerros y la coliflor.
— Las bebidas alcohólicas, especialmente la cerveza y los destilados.
— Los refrescos azucarados.

¿Y los tomates? Está muy extendida la creencia de que no se pueden consumir si tenemos niveles elevados de ácido úrico. Pues bien, si me lo preguntas, la respuesta es que no son malos en absoluto. De hecho, si revisas las listas de alimentos con alto contenido en purinas, comprobarás que no aparecen: no se ha demostrado que haya relación entre los tomates y el aumento del ácido úrico.

Es importante recordar que no todas las personas reaccionan de la misma manera a los alimentos ricos en purinas. Algunas pueden consumirlos con moderación sin experimentar un aumento significativo en sus niveles de ácido úrico. Además, ya sabes que allí donde esté una dieta saludable y equilibrada, junto con la hidratación adecuada y la actividad física regular, estos problemas se pueden minimizar.

MITO 3: «LOS PRODUCTOS SIN GLUTEN NO SON MÁS SALUDABLES, NI SIQUIERA SON MÁS RECOMENDABLES»

Es cierto, los productos sin gluten no son necesariamente más saludables para las personas que no tienen enfermedad celíaca (EC) o sensibilidad al gluten no celíaca (SGNC); de hecho, algunos contienen incluso más grasas de mala calidad, azúcares y calorías.

Es obvio que su popularidad ha crecido de una manera exponencial en los últimos años, y mucha gente los elige porque cree, o le han dicho desde fuentes poco fiables, que son una opción más saludable.

El gluten es un conjunto de proteínas —no un azúcar, como se ha afirmado erróneamente en algunos foros— de escaso valor nutritivo que se encuentra en el trigo, el centeno, la cebada y sus derivados. La avena es naturalmente libre de gluten, pero a menudo se contamina durante el procesamiento. También son libres de gluten el arroz, el maíz, la quinoa, el mijo y los lácteos.

Te preguntarás por qué añado los lácteos. Sencillo: porque cada vez hay más alimentos a la venta a los que, sin contener los cereales antes mencionados, se les añade la etiqueta «Libre de gluten». Y esto es porque los departamentos de *marketing* de la industria alimentaria saben que hay un porcentaje importante de la población muy afín a los productos con este tipo de reclamos a los que le sobran segundos para verlos en el estante del supermercado, lanzarse a por ellos y depositarlos antes que nadie en su cesta.

La verdad es que la industria alimentaria tiene una relación de amor-odio con el gluten. Por un lado, lo usan —principalmente en los alimentos altamente procesados— para lograr una textura esponjosa, un buen volumen y un sabor mejor. Pero, por otro, lanzan gamas de productos *gluten free* para captar a esa parte del mercado a la que la publicidad ha convencido de que comer sin gluten es de lo mejor que puedes hacer para solucionar muchos de sus males. Toda una contradicción, ¿no?

▶ **¿Quiénes necesitan evitar el gluten** ◀
de verdad?

Consumir alimentos sin gluten no aporta beneficio alguno para la salud, pero, aun así, se calcula que en torno al 40 % de las personas no celíacas redujo o eliminó su ingesta con la falsa esperanza de perder peso o, al menos, mejorar su estado de salud. Frente a ese altísimo porcentaje, se considera que la prevalencia de SGNC oscila únicamente entre el 0,6 y el 6 % de la población.

El gluten sí deben evitarlo:

- Las personas diagnosticadas de EC, un trastorno autoinmune con base genética por el que la ingesta de gluten daña el revestimiento del intestino delgado y provoca síntomas graves y hasta complicaciones severas en su salud.
- Aquellos que padecen SGNC, es decir, personas que desarrollan síntomas similares a la EC (dolor abdominal, flatulencia, diarrea y distensión abdominal, entre otros) sin padecer daño alguno en las vellosidades intestinales.
- Quienes sufren alergia al trigo tienen que eliminar este cereal de su dieta. Eso sí, pueden consumir otros con gluten, como la cebada y el centeno.

Síntomas como las flatulencias, el cansancio, los mareos, las cefaleas, la sensación de vértigo, las molestias abdominales e incluso las alteraciones del humor y de la capacidad de concentración se han atribuido al consumo de gluten, cuando son síntomas comunes a un grupo importante de enfermedades con nombre y apellidos que, en muchos casos, acaban confirmándose después de los test pertinentes.

Sin embargo, se ha hecho un autodiagnóstico a la ligera de SGNC porque lo hemos escuchado en las redes sociales de boca de un *influencer* que comparte el mismo cuadro que nosotros. Pero no: la medicina es más seria que todo esto, y, para llegar a una conclusión diagnóstica fiable, demostrable y reproducible de un proceso o una enfermedad, se realizan las pruebas analíticas, radiológicas, endoscópicas o genéticas necesarias, en función de la sintomatología y de los hallazgos exploratorios. La medicina no es opinión, sino demostración.

No hay que olvidar que el trigo contiene abundante cantidad de hidratos fermentables de cadena corta (conocidos por las siglas en inglés FODMAP). Se trata de un tipo de carbohidratos que no se absorben por completo en el intestino y son fermentados rápidamente por las bacterias intestinales, lo que produce gases como hidrógeno, metano y dióxido de carbono. Por otra parte, los FODMAP tienen una gran capacidad para atraer agua hacia el colon, y eso aumenta el volumen y la presión en el propio intestino. Todo este proceso puede conducir a síntomas muy parecidos a los que describen los pacientes verdaderamente diagnosticados de SGNC, como sensación de hinchazón y distensión en el abdomen, dolor abdominal, flatulencias y diarrea o estreñimiento. Es decir, dentro del trigo existen otros nutrientes que generan la misma o similar sintomatología que la que se le atribuye al gluten.

Muchos productos sin gluten disponibles en el mercado son altamente procesados y pueden contener niveles elevados de azúcares, grasas, sal y aditivos para compensar la textura y el sabor. Esto hace que, en contra de lo que pensamos, sean más insanos, entre otras razones, por su alto poder inflamatorio.

¿Sabías que reducir el consumo de gluten en personas sin EC conlleva una menor ingesta de granos enteros, lo que se asocia a un mayor riesgo de enfermedades cardíacas a largo plazo? La publicidad y el *marketing* de productos *gluten free* y de otros considerados funcionales, como la leche sin lactosa, los yogures con probióticos y las bebidas vegetales sin azúcar, y su falsa relación con la mejora en diferentes parámetros de la salud y con la pérdida de peso ha llevado a algunas personas a sufrir elevados niveles de obsesión e incluso desórdenes alimentarios.

Por otra parte, ¿no crees que adoptar una dieta sin gluten innecesariamente implica una complejidad extra e innecesaria en nuestra vida diaria? Si lo piensas, supone autoimponer claras restricciones sociales debido a la dificultad de encontrar alimentos adecuados en numerosas situaciones.

En definitiva, no hay evidencia de que apostar por lo *gluten free* ofrezca beneficios adicionales para la salud de las personas sin trastornos relacionados con este conjunto de proteínas. De hecho, puede ser hasta perjudicial. Por el contrario, para las personas con EC o sensibilidad al gluten, resulta esencial.

Mi recomendación es que, si crees que el consumo de gluten te sienta mal —también añadiría la sospecha de otras intolerancias—, es decir, si notas molestias abdominales, flatulencias, cambios en el hábito intestinal, cansancio..., acudas primero a tu médico para que te estudie y te indique las pautas que seguir. Yo he encontrado en mi consulta pacientes que creían tener problemas digestivos por culpa del gluten cuando en realidad padecían patologías como gastritis, úlceras gastroduodenales, alteraciones tiroideas, enfermedad de Crohn y hasta procesos tumorales tanto gástricos como de colon.

Mito 4: «No limites el consumo de huevos, porque los huevos no aumentan el colesterol»

De entre los alimentos que consumimos regularmente, el huevo es el de mayor concentración de nutrientes por cada cien gramos, con un perfil lipídico saludable, ya que el porcentaje de ácidos grasos monoinsaturados, ácidos grasos poliinsaturados y omega 3 supera ampliamente al de su grasa saturada.

Es especialmente rico en proteínas de alto valor biológico y contiene una importante cantidad y variedad de vitaminas, minerales y antioxidantes: vitaminas A, E y B12, ácidos fólico y pantoténico, riboflavina, niacina, biotina, hierro, cinc, fósforo y selenio. A esta elevada densidad de nutrientes, la acompaña un bajo aporte de calorías (entre setenta y ochenta por huevo) y una escasa incidencia en las cifras de colesterol sanguíneo. Como lo has leído: el consumo de huevos no aumenta significativamente las cifras de colesterol. Los principales culpables de su incremento, y sobre todo del colesterol LDL —el malo—, son las grasas saturadas y las grasas parcialmente hidrogenadas (grasas trans). Debemos restringirlas si no queremos entrar a formar parte del nutrido grupo de españoles con hipercolesterolemia, casi el 50 % de la población adulta.

Un huevo mediano contiene unos doscientos miligramos de colesterol en su yema. Sin embargo, el alto contenido en fosfolípidos, que dificultan su absorción intestinal, y el predominio de las grasas insaturadas sobre las saturadas hacen que esa cifra de colesterol no contribuya significativamente a su incremento en sangre. De igual manera que comer cerebro no nos hace más inteligentes, comer colesterol del huevo tampoco nos hace aumentar sus cifras en el torrente sanguíneo.

Numerosas evidencias científicas nos permiten desterrar definitivamente esta leyenda. Así, por ejemplo, la revista *The American Journal of Medicine* la ha desmentido en una publicación que incluye veintitrés investigaciones con más de 1,4 millones de individuos seguidos durante doce años. Además, concluye que comer un huevo al día puede reducir el riesgo de sufrir enfermedades cardiovasculares.

En definitiva, ¿cuántos huevos podemos comer a la semana? Te diría que una media de siete, pero estate tranquilo, porque, si has llegado a consumir diez, o incluso más, no has atentado contra tu salud. Eso sí, deja sitio para el resto de los alimentos saludables.

Además de colesterol, en la yema también se encuentra la colina, un micronutriente que es necesario para el funcionamiento de nuestras células y que, en situaciones de deficiencia, supone un mayor riesgo de padecer enfermedades neurodegenerativas, hipertensión arterial y problemas óseos. Su carencia también se asocia en las mujeres embarazadas a problemas en la salud fetal.

No te agobies: si no consumes huevos, puedes conseguir aportes de colina a través del hígado o el filete de ternera, la soja, el salmón, el bacalao, el arenque, las almendras, las semillas de lino, las legumbres o el brécol y la coliflor.

La manipulación de los huevos también ha estado siempre sujeta a polémica. Aquí te dejo ocho consejos útiles para evitar las conocidas y temidas toxiinfecciones alimentarias:

—Cómpralos con la cáscara limpia e intacta.

—Guárdalos en un lugar fresco y a temperatura estable o dentro de la nevera en el estante superior, nunca en la puerta, donde las variaciones de temperatura favorecen la contaminación del huevo por fenómenos de condensación en la cáscara y abren sus poros.

—Déjalos en su envase original para no contaminar otras superficies.

—Lávalos únicamente antes de cocinarlos.

—No los ingieras una vez sobrepasada la fecha de consumo preferente.

—No casques el huevo en el recipiente donde piensas batirlo ni con el utensilio que vas a utilizar para hacerlo.

—No separes las claras de las yemas utilizando la cáscara.

—Lávate inmediatamente las manos y los utensilios que han estado en contacto con el huevo.

Mito 5: «El problema no está en tener colesterol, sino en tenerlo alto»

Hablar de huevos nos lleva inevitablemente a hablar del colesterol. Así que recogemos el guante y comentamos algunos aspectos interesantes sobre este tipo de grasa, siempre en boca de todos y protagonista de tantas conversaciones con familiares y amigos.

Sin colesterol no habría células ni, por supuesto, vida, porque ayuda a constituir las membranas celulares y participa en la síntesis de la vitamina D y de hormonas como las sexuales y el cortisol; además, interviene en la formación de la bilis en el hígado para digerir las grasas procedentes de la dieta.

El problema no es tener colesterol: la cuestión es no tenerlo elevado, tanto el total como, especialmente, el LDL —el malo—. Siempre que explico esto a mis pacientes les digo que el colesterol, una vez en la sangre, no es capaz de mantener la soltería y busca pareja. Cada molécula de colesterol que se forma en el hígado o llega a través de la dieta puede optar a una pareja diferente. Cuando elige aquella que lo lleva por el buen camino (HDL, o lipoproteína de alta densidad), ambos se dirigen al hígado para su expulsión del organismo.

Pero también puede ocurrir que su preferencia sea aquella acompañante (LDL, o lipoproteína de baja densidad) que, cuando está en exceso, lo guía de la mano a la pared de las arterias y allí le permite pegarse y acumularse hasta formar las conocidas placas de arteriosclerosis, que acaban por ocluir la luz de los vasos sanguíneos y convertirse en la principal causa de infartos de miocardio e ictus cerebrales. Fíjate en que he dicho «cuando está en exceso», porque la LDL en cifras normales sabemos que es necesaria para conducir al colesterol a aquellos lugares del cuerpo donde debe realizar sus funciones vitales.

A modo de síntesis, quédate con estos datos:

— LDL-COL: comienza a comportarse como malo si sus cifras sanguíneas superan los 100 mg/dl.
— HDL-COL: comienza a comportarse como bueno a partir de los 50 mg/dl.

LOS ALIMENTOS Y SU RELACIÓN CON EL COLESTEROL BUENO (HDL-COL) Y EL COLESTEROL MALO (LDL-COL)	
ALIMENTOS QUE AUMENTAN EL COLESTEROL MALO	**ALIMENTOS QUE AUMENTAN EL COLESTEROL BUENO**
— Ultraprocesados, comida rápida, comida basura y platos precocinados. — Bollería y repostería. — Helados industriales. — Congelados como varitas de pescado, croquetas, calamares rebozados y empanadillas. — *Snacks* salados y patatas fritas de bolsa. — Frituras, rebozados y empanados. — Quesos, sobre todo, los más grasos. — Yogures con nata, como la mayoría de los griegos, y postres lácteos industriales: natillas, flanes, *coulants,* copas de crema de chocolate y nata, tartas de queso, tiramisús, cuajadas, tocinos de cielo... — Margarinas y mantequillas. — Carnes rojas y carnes procesadas (embutidos y fiambres).	— Pescado azul. — Aceite de oliva virgen. — Frutos secos naturales, sin cobertura de chocolate ni fritos. — Semillas como el sésamo, la chía y el lino. — Aguacate. — Vegetales en general.

Otras medidas que ayudan a mantener el colesterol a raya son el ejercicio físico regular (también aumenta el colesterol HDL), estar activos durante la mayor parte del día, el control del peso y el tamaño de la cintura abdominal y reducir a cero el consumo de tabaco y alcohol.

Olvídate de la carga de colesterol de los alimentos y preocúpate por el tipo y la cantidad de grasa, que es lo que realmente determina sus cifras en sangre. Y, por supuesto, después de tomarte unas croquetas y unos calamares rebozados fritos, no intentes curarte en salud tomándote uno de esos yogures que dicen bajar el colesterol, porque nada de eso es cierto.

No, no y no, esos yogures no bajan significativamente las cifras de colesterol. Cuando digo «significativamente», quiero que se me entienda bien: me refiero a que la bajada no redunda de forma beneficiosa de cara a reducir el riesgo cardiovascular.

MITO 6: «EL PODER DE LA LECHE ENTERA Y LO QUE NO TE CUENTAN SOBRE LA DESNATADA»

Hace más de cuarenta años se asentó una idea, casi un dogma de fe, basada en que es mejor para nuestra salud consumir alimentos lácteos desnatados que aquellos que mantienen su grasa. Ahora sabemos que nada de eso se puede afirmar con tanta rotundidad ni desde el punto de vista cardiovascular, ni en relación con la pérdida de peso o el control del colesterol.

Si de leche hablamos, la gran diferencia entre la entera y la desnatada es la cantidad de grasa y los nutrientes que en ella se encuentran, además de la energía que aportan. Mientras que la primera posee 3,5 gramos de grasa por cada cien mililitro, la segunda contiene menos de 0,5. La *semi* aporta dos gramos. Un vaso de leche entera contiene alrededor de ciento cuarenta calorías y la desnatada reduce esta cantidad a setenta y cinco, aproximadamente.

Obviamente, cuanto mayor sea la cantidad de grasa, mayor será la concentración de calorías a favor de la entera. Sin embargo, las vitaminas liposolubles, como la A y la D, se pierden en los procesos de desgrasado de la leche. Algunas marcas las añaden posteriormente, pero quizá sea un mero parche, pues la desestructuración de la matriz primitiva de un alimento conlleva modificaciones a la hora de la absorción, metabolización y funcionalidad.

Además, la leche entera aporta mayores niveles de omega 3, así que cuanta más grasa láctea, más omega 3.

Si de dietas de adelgazamiento hablamos, tenemos que saber que la leche entera tiene un mayor poder saciante, lo que retrasa la necesidad de comer o disminuye la apetencia por alimentos más energéticos.

Durante mucho tiempo se pensó que las grasas saturadas de la leche aumentaban los niveles de colesterol LDL (ya sabes, el malo) y que eso podía derivar en un mayor riesgo en el desarrollo de enfermedades cardiovasculares. Ahora, según nuevos estudios, se ha observado que dicha asociación ya no es tan evidente y que esas mismas grasas también causan un incremento de colesterol HDL (el bueno), que, precisamente, protege frente a estas enfermedades.

Mi recomendación, en coincidencia con varias instituciones sanitarias, es que los niños y los adolescentes tomen leche entera, salvo que exista alguna contraindicación médica. También es preferible hacerlo durante el embarazo y la lactancia materna. La *semi* y desnatada las aconsejaría, como mucho, en casos concretos de personas con obesidad o con alteraciones importantes de lípidos en sangre, aunque todo dependería de las cantidades que se deseen consumir.

En cuanto a la diferencia calórica entre los tipos de leche, déjame decirte que lo que provoca ganancia de peso es la alimentación en general y no un tipo de producto en particular, así que es preferible que te tomes un vaso de leche entera en la cena después de una tortilla francesa con espárragos y berenjena a la plancha que un vaso de leche desnatada con cuatro galletas y dos cucharadas del cacao azucarado.

Y una última cuestión, aplicable a toda nuestra alimentación: ningún alimento es perjudicial en sí mismo, sino que depende de la cantidad y la frecuencia con que se consume. Por ejemplo, consumir dos litros de leche entera al día o una botella del mejor aceite de oliva virgen a la semana puede ser excesivo; por el contrario, no lo es comer ocasionalmente un trozo de la peor *pizza* industrial, nutritivamente hablando, si el resto de tu alimentación es sana y saludable. No pasa nada, no vas a enfermar ni tienes por qué culpabilizarte si de vez en cuando te das algún caprichillo.

Mito 7: «El yogur mejora a la leche, pero los yogures con bífidus no existen»

El yogur es uno de los pocos alimentos cuyo procesado lo convierten en un producto aún más saludable que aquel del que parten, en este caso, la leche:

aporta probióticos, es más fácil de digerir (sobre todo para quienes tienen cierta intolerancia a la lactosa, pues su concentración es menor y se descompone mejor) y permite una mayor absorción de nutrientes. Además, es más saciante y rico en proteínas de alto valor biológico, calcio, magnesio y vitaminas B2 y B12.

Ahora bien, tomar yogur es un hábito saludable dependiendo del que elijamos, pues no todos son iguales. De hecho, algunos ni siquiera son yogures. Me explico: según el Código Alimentario Español, para que un yogur sea considerado como tal tiene que estar fermentado por *Streptococcus thermophilus* y *Lactobacillus bulgaricus*. Estos son los verdaderos probióticos del yogur, bacterias beneficiosas para la salud intestinal. Promueven un equilibrio saludable de la microbiota, que, a su vez, ayuda a mejorar la función inmunológica y a reducir la inflamación general.

El resto —es decir, todos aquellos que llevan otras bacterias— no pueden denominarse yogures, sino leches fermentadas o postres lácteos. Por eso los yogures bífidus (los fermentados con *Bifidobacterium spp* o *Lactobacillus casei)* no existen: en su etiqueta o en las comunicaciones comerciales nunca podrá aparecer el término yogur.

Pero vamos a lo práctico. Cuando compres yogures, mete en el carro aquellos cuyos ingredientes sean la leche (o la leche en polvo) y los fermentos lácticos, ni uno más. Por supuesto, no debe aparecer la palabra azúcar. Ni tampoco edulcorantes, colorantes o saborizantes. El yogur es ácido, y así debes acostumbrar a tu paladar a percibirlo. Si deseas sabor a plátano, añádele rodajas de plátano, y si lo que más te gusta es el sabor a frutos del bosque, agrégale trozos de fresas, arándanos o frambuesas. Una sugerencia: incorpórale una o dos cucharadas de avena y bátelo. Más sano y saciante.

¿Conoces la regla del 3-4-3? Un buen yogur debe cumplir con un 3 % de grasa, un 4 % de carbohidratos en forma de lactosa y un 3 % de proteínas. En el caso de que contenga más de cuatro gramos de azúcar por cien gramos (o 4,5 gramos, si pensamos en los envases convencionales, de ciento veinticinco gramos), no lo compres, porque ese azúcar ha sido añadido y, por tanto, es indeseable.

Te reto a que abras la nevera y compruebes los gramos de azúcar de tus yogures: seguro que alguno llega a los diez o once, lo que significa que cinco o seis los ha añadido el fabricante para conseguir un mayor sabor..., una mayor adicción. Y cuidado con los yogures 0 %: esa etiqueta se refiere únicamente al contenido en grasa, pero eso no significa que sean más saludables. De hecho, para que resulten apetecibles al consumidor, suelen llevar más azúcar de la cuenta. De otro modo, serían rechazados por su sabor y no resultarían rentables para la industria alimentaria. Así que ojo: que algo sea 0 % no quiere decir que sea mejor opción.

Mito 8: «El queso aumenta mucho el colesterol»

Existe una gran variedad de quesos en el mercado, de todas las clases, para todo tipo de platos y con diferentes texturas: queso fresco, queso curado, queso blando, queso fundido, queso rallado... Independientemente del que elijamos, debemos tener en cuenta que es un alimento con alta densidad calórica, debido a su elevada cantidad de grasa, y con un importante contenido en sal (cuidado las personas hipertensas).

Quiero centrarme en el porcentaje de grasa y su relación con las altas cifras de colesterol. Después de mi experiencia de más de veinte años en consulta, el queso es, junto con la bollería industrial, las carnes procesadas y los ultraprocesados, el número uno en favorecer el incremento patológico de los valores sanguíneos de colesterol, la conocida como hipercolesterolemia.

Cuando les pregunto a muchos de mis pacientes con este problema si son consumidores habituales de queso, suelen contestarme que sí, y rápidamente añaden: «Pero, doctor, solo es un trocito». Cuando indagamos un poco, llegamos a la conclusión de que ese *trocito de queso* que cortas se convierte, sin darte cuenta, en el comodín del día: cae antes de comer como aperitivo, a media tarde por puro placer y hasta de sobremesa en la cena. Porque, total, *es un trocito...* Y, claro, al final del mes esa inocente porción ha sido tan constante que podrías haber consumido el equivalente a dos quesos enteros medianos. ¡Una auténtica barbaridad!

Si atendemos al contenido en grasa de los quesos, observamos la siguiente clasificación:

— Desnatado: menos del 10 % de materia grasa.
— Semidesnatado: del 10 al 25 %.
— Semigraso: del 25 al 45 %.
— Graso: del 45 al 60 %.
— Extragraso: más del 60 %.

Entonces..., ¿cuánto queso puedo comer a la semana? Se recomienda no consumir más de dos o tres porciones de entre cincuenta y sesenta gramos, con preferencia por los quesos frescos y menos grasos sobre aquellos con mayor porcentaje de grasa y más curados. Eso sí, no a todas horas, y dales opción a otros alimentos saludables (fruta, frutos secos) para esos momentos de tentación.

EL QUESO QUE NO ES QUESO, SINO ALMIDÓN

Te lanzo un segundo reto en este apartado, y es que te pases por cualquier supermercado y te dirijas a la sección de quesos. Allí encontrarás unos paquetes de algo que parece queso, pero que en el envase están etiquetados como «preparado para *pizza*», «para gratinar» o «para sándwich». No leerás la palabra *queso* por ninguna parte, porque no está ni le dejan estar. Son productos que no cumplen con la normativa específica que permite a un alimento ser considerado queso, que dice que este es «el producto obtenido de la leche (total o parcialmente desnatada), de la nata, del suero de la mantequilla o de una mezcla de algunos o todos estos productos».

Generalmente, los preparados de los que te estoy hablando se componen de materias primas baratas y de baja calidad nutritiva, como grasa vegetal, almidón, mantequilla, fécula de patata, proteína láctea, agua, sal y aditivos.

¿Cómo puedes detectarlos? Es muy fácil: busca la palabra queso en el envase; si no la encuentras, es que te quieren dar gato por liebre, es decir, queso por lo que no es queso.

En definitiva, los lácteos están entre los alimentos más nutritivos, por lo que su consumo diario de dos raciones (una ración es un vaso de leche de doscientos cincuenta mililitros o dos yogures de ciento veinticinco gramos) puede ser recomendable. Eso sí, para tranquilidad de quienes no los toman (por intolerancia, porque les sientan mal o porque no les gustan), no son indispensables en el contexto de una dieta equilibrada y saludable.

MITO 9: «NO HAY QUE TOMAR OCHO VASOS DE AGUA AL DÍA»

No hay duda: el agua es fundamental para vivir y debemos consumirla a diario. Pero también sabemos que no hay una cantidad exacta obligatoria.

La dosis diaria recomendada es muy variable, y depende de nuestras necesidades y del tipo de comidas que realicemos. En el primer caso, no es lo mismo un martes de mucho calor y alta humedad que un miércoles fresco y seco, como tampoco es lo mismo hacer ejercicio durante dos horas que pasar el día sentado delante del ordenador. Ni siquiera es lo mismo comer un bocadillo de jamón seguido de unas pipas saladas que una tortilla francesa con espárragos.

Además, tenemos un regulador de la sed que está en el hipotálamo y que es el que dicta cuándo beber y cuándo no. Básicamente, debemos beber cuando tengamos sed, ni más ni menos. Y, preferentemente, agua.

Como en todo, hay algunas excepciones. Por un lado, las personas mayores y los lactantes tienen una especial facilidad para la deshidratación, principalmente en entornos con altas temperaturas, ya que, en el caso de las primeras, la menor sensación de sed, algunas enfermedades o fármacos y una piel menos eficiente en retener agua aumentan el riesgo de deshidratación, mientras que los lactantes presentan una inmadura capacidad para la regulación térmica y una mayor transpiración cutánea, lo que facilita la pérdida de líquido. Por otra parte, también tenemos que vigilar las ingestas de líquidos cuando practicamos deportes que, por ellos mismos o por las condiciones climáticas, implican una sudoración excesiva.

¿Sabías que Bruce Lee falleció de una intoxicación por agua? Desde el punto de vista médico, se conoce como hiponatremia, una entidad clínica que se caracteriza por la disminución de los valores sanguíneos de sodio —hiponatremia dilucional— ante un consumo excesivo de agua, que, en algunas situaciones, puede ser a partir de los tres litros de líquidos al día. Digo líquidos porque hay que pensar que, si bebes leche o refrescos o te tomas un plato de sopa, también debes contabilizarlos, pues en su mayor parte se componen de agua. La consecuencia de una bajada importante de sodio es un cuadro clínico que comienza con náuseas, vómitos, cefalea, somnolencia, desorientación, convulsiones o coma y que puede finalizar con complicaciones fatales debido a un fatídico edema cerebral.

¿DEBEMOS BEBER AGUA CON LAS COMIDAS?

Quizá te suene aquello de que no es necesario beber durante las comidas porque los alimentos contienen agua y consumir una cantidad suplementaria podría dificultar la digestión.

En España, el Ministerio de Sanidad salió al paso de este mito hace unos meses señalando lo siguiente: «La sed que aparece durante las comidas debe ser saciada, tanto para nuestra correcta hidratación como para ayudarnos a percibir mejor los sabores de los alimentos que ingerimos». Y además añadió: «El agua no tiene ninguna caloría, es decir, no engorda, aunque sí se considera saciante debido a que proporciona sensación de plenitud». Expresado de otra manera, beber agua antes o durante las comidas puede hacer que comamos menos cantidad de comida.

Además, consumir agua durante la ingesta de alimentos ayuda a que el aparato digestivo los descomponga, los procese de una forma más eficiente y se logre una mejor y mayor absorción de nutrientes. Y no menos importante: beber agua antes, durante o después de las comidas reduce el riesgo de estreñimiento.

¿EL AGUA CON LIMÓN ES TAN BUENA COMO NOS HAN CONTADO?

El agua con limón aporta hidratación y todas las propiedades de esta fruta, que, fundamentalmente, contiene vitamina C, potasio y magnesio. Pero, aunque es generoso en el aporte de vitamina C, el limón no fortalece el sistema inmunológico hasta el punto de convertirnos en un roble infranqueable frente a las infecciones y los resfriados, como alguna vez nos han contado.

¿Sabías que necesitamos entre setenta y cinco y noventa miligramos de vitamina C cada día y que un limón de tamaño medio nos aporta entre cincuenta y sesenta miligramos? Esta vitamina es esencial para fortalecer el sistema inmunológico, favorecer la absorción del hierro, mantener la piel sana gracias a la producción de colágeno y proteger nuestras células del daño oxidativo, es decir, del envejecimiento prematuro, la inflamación y un mayor riesgo de enfermedades crónicas.

El agua con limón tampoco limpia la piel ni desintoxica el hígado, encargado de eliminar gran parte de las sustancias de deshecho procedentes del metabolismo. Créeme: el limón no contribuye en nada a ello. Además, tampoco vivimos intoxicados, como he escuchado en ocasiones para vendernos ciertos productos *detox*. Si alguna toxina entra en nuestro organismo tenemos dos riñones y un hígado que las eliminan en un abrir y cerrar de ojos.

Tampoco hay evidencia alguna de que el limón mejore la circulación sanguínea ni regule el pH. El pH corporal es un valor muy estable, y solo se modifica ante situación de extrema gravedad, como, por ejemplo, una insuficiencia renal aguda severa, una insuficiencia respiratoria aguda, una intoxicación grave por algunos medicamentos o en pacientes afectados de quemaduras graves en gran parte del cuerpo. Por mucho limón que tomes, nunca lograrás modificar los valores de pH de tu organismo, sus engranados mecanismos no te lo van a permitir.

Sin embargo, el consumo frecuente de esta bebida casera puede tener algunas consecuencias negativas, como dañar el esmalte dental, provocar acidez estomacal o exacerbar las migrañas en las personas que ya sufren esta patología.

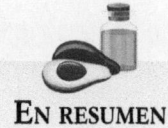

En resumen

El agua con limón puede ser una bebida refrescante e hidratante que nos aporta vitamina C y algunos minerales, pero está lejos de ser el elixir milagroso que a veces nos han hecho creer. Además, su consumo excesivo puede tener potenciales efectos adversos, como has podido observar. Como siempre, el equilibrio y el pensamiento crítico son la mejor receta para cuidar nuestra salud.

II
SOMOS LO QUE HACEMOS

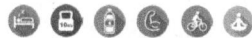

Porque no basta con comer bien si después no descansas, no te mueves, no pones límites o vives con el piloto automático. Esta parte del libro es un empujón, una invitación directa a revisar tus rutinas, a mirar de frente lo que no te estás haciendo bien y a empezar por lo posible, por lo pequeño, por lo que depende de ti. Hablaremos del sueño, del estrés, de las adicciones invisibles, de la importancia del movimiento y de cómo todo esto afecta a tu salud tanto como lo que hay en tu plato. Tu salud no está solo en lo que comes, está en todo lo que haces con tu vida. Porque te mereces una vida más sana, más consciente y más libre.

Y sí, tú puedes empezar hoy.

14
SOMOS SERES ADICTOS. ADICCIONES PRESENTES Y ADICCIONES OCULTAS

Las adicciones son condiciones complejas y generalmente de causa multifactorial que afectan con diferente intensidad a millones de personas. Cuando detectamos alguna en la consulta, que suele ser casi todos los días, los pacientes me preguntan: «¿Y por qué?». O dicho de otra manera: «¿Por qué soy incapaz de abstenerme consistentemente de una sustancia o comportamiento que, además, reconozco que llega a interferir en la vida diaria y en mis relaciones sociales?

Las causas y los factores que contribuyen a ellas son muchas, y, generalmente, en cada persona se simultanean.

LAS CAUSAS DE LAS ADICCIONES		
BIOLÓGICAS	PSICOLÓGICAS	SOCIALES
— Causas cerebrales: la alteración de neurotrans-misores como dopamina o serotonina. — Causas genéticas, en forma de predispo-sición.	— Causas mentales, como depresión, ansiedad, esquizofrenia o trastorno obsesivo compulsivo. — Estrés agudo o crónico y experiencias traumáticas.	— Causas familiares: entornos conflictivos o con presencia de adicciones. — Círculo social tolerante con los abusos y las adicciones.

Las adicciones pueden ser de tipo comportamental, como la adicción al juego, las redes sociales, los videojuegos, el trabajo o las compras compulsivas, y las ligadas al consumo de sustancias, entre las que destaca la adicción al tabaco, el alcohol y las drogas ilegales. No dejan de sorprenderme en este apartado las adicciones a medicamentos para dormir y ansiolíticos, las clásicas benzodiacepinas, de las que España es el mayor consumidor del mundo, según la Junta Internacional de Fiscalización de Estupefacientes.

Según los datos de la última encuesta sobre el uso de drogas en enseñanzas secundarias (Estudes), elaborada por el Ministerio de Sanidad, sobre las tendencias de consumo de drogas y otras adicciones en jóvenes de catorce a dieciocho años, el 19,6 % de ellos confesaron haber consumido benzodiacepinas alguna vez en la vida, la impactante cifra de más de medio millón de adolescentes. Por otro lado, la misma encuesta señala que en el grupo de población española entre quince y sesenta y cinco años, una de cada diez personas consume ansiolíticos de forma habitual.

Y aún es más sorprendente la cantidad de pacientes que se han enganchado a los opiáceos y acuden a urgencias aquejados de un inmenso dolor para intentar recibir su chute de morfina. ¡En fin!

Claro está, no podía faltar la adicción a la comida, principalmente a aquellos alimentos ricos en sal, grasas, azúcares y aditivos, entre los que se encuentran los potenciadores del sabor, como el glutamato monosódico, un omnipresente en los productos ultraprocesados y del cual ya hemos hablado.

No son bebidas energéticas, son bebidas estimulantes, excitantes y *taquicardizantes*

Las bebidas *energéticas* son una de las opciones favoritas entre los adolescentes para mantenerse despiertos durante las fiestas, y también para las noches de estudio. En las primeras es frecuente la combinación con alcohol.

Los datos de Estudes señalan que casi la mitad de los adolescentes entre catorce y dieciocho años consumen bebidas energéticas de forma habitual, con una prevalencia mayor para los chicos (50,7 %) frente a las chicas (39,3 %).

Una lata de medio litro supone ingerir de una tacada ciento sesenta miligramos de cafeína, lo que equivale a dos cafés expresos y medio altamente cargados. Si esta cantidad de cafeína es capaz de llevar a un adulto a la sobreexcitación, en un adolescente las consecuencias para la salud pueden ser mucho peores, tanto para el corazón como para el cerebro, dos órganos vitales que están en pleno desarrollo y, por tanto, aún son inmaduros para asimilar tal dosis de cafeína. Y que todo se quede en una lata consumida cada día, porque habitualmente la cantidad es mayor y los efectos resultan todavía más demoledores...

Además, estas bebidas contienen altas concentraciones de azúcar, unos doce gramos por cada cien mililitros; es decir, una lata de medio litro contiene sesenta gramos de azúcar (quince terrones).

Algunas de las consecuencias descritas en adolescentes, según varios estudios y la propia Agencia Española de Seguridad Alimentaria, son trastornos del sueño y cardiovasculares —como alteraciones de la actividad eléctrica cardíaca (taquicardias) y el aumento de la tensión arterial—, alteraciones del comportamiento y psicológicas, aumento de la incidencia del sobrepeso y resistencia a la insulina, que es la antesala de una futura diabetes. Un análisis del año 2015 liderado por el investigador Sanchis-Gomar relacionaba el consumo de bebidas energéticas con un aumento de los episodios de muerte súbita.

No son bebidas energéticas, sino excitantes, pero la industria nos vende que ayudan a mejorar el rendimiento académico, laboral o deportivo. ¡Y eso es mentira!

Quizá ahora entiendas por qué prefiero llamarlas *bebidas estimulantes* o *excitantes* y no energéticas. Son energéticas en el sentido de que aportan elevados niveles de energía en forma de calorías procedentes de altas cantidades de azúcar, pero no lo son según la idea con la que pretende sugestionarnos y hasta engañarnos la industria, es decir, bebidas que aportan la energía necesaria para mejorar nuestro rendimiento académico, laboral o deportivo. ¡Solemne mentira!

Respecto al consumo de alcohol mezclado con bebidas energéticas (16,1 % de los jóvenes españoles, según datos del Ministerio de Sanidad), hay que destacar el peligro que supone enmascarar el efecto depresivo a nivel cerebral y la fatiga intelectual derivada de los abusos etílicos con el efecto excitante de las bebidas estimulantes. Ello derivará en un mayor consumo de alcohol y, por ende, en mayor fatiga motora y menor capacidad de reacción, lo que conllevará un riesgo superior de intoxicaciones etílicas, conductas violentas, accidentes y lesiones, además de mayor daño orgánico, principalmente a nivel hepático.

Estas bebidas incorporan otro tipo de sustancias, como la taurina, la vitamina B6, la glucuronolactona, la guaraná y el *ginseng*. No te voy a hablar de cada una de ellas, pero sí de la que cabría pensar que es la más positiva para la salud, la vitamina B6. El exceso de vitamina B6, generalmente asociado a ingestas suplementarias diferentes de la dieta ordinaria, puede comportar alteraciones como neuropatía periférica e incluso, en altas dosis, mayor riesgo de fracturas de cadera. Una lata de medio litro dobla la dosis recomendada diaria de vitamina B6 indicada en adolescentes por la EFSA.

EL CIGARRILLO ES UNA BALA CON FILTRO, NO PIERDAS TU VIDA POR UN VICIO

No hay duda alguna de que el consumo de tabaco es extremadamente perjudicial para la salud, responsable de una gran carga de enfermedades, de precariedad en la calidad de vida y de muertes a escala mundial. Y tampoco hay más opciones ni fórmulas mágicas para contrarrestar sus graves peligros que dejarlo.

El tabaco, a través de su amplia gama de productos (cigarrillos, puros, tabaco para mascar, pipas...), está asociado con una amplia gama de problemas de salud graves. Su consumo es la principal causa del cáncer de pulmón (aproximadamente, del 85 % de los casos), y también se relaciona con, al menos, otros diez tipos de procesos cancerígenos: boca, garganta, esófago, laringe, vejiga, riñón y uréter, páncreas, estómago y cuello uterino.

Asimismo, es uno de los factores más determinantes en el origen de los infartos de miocardio, los ictus cerebrales, las amputaciones de miembros inferiores y las enfermedades bronquiales crónicas severas, sin excluir su contribución a complicaciones durante el embarazo (prematuridad, bajo peso al nacer, alteraciones neurológicas, defectos congénitos o muerte fetal) en las gestantes fumadoras.

Y si es la estética lo que más te preocupa, el tabaco contribuye significativamente a la caída prematura de dientes, a las fracturas óseas —con las potenciales cojeras— y al envejecimiento de la piel, con el desarrollo de arrugas precoces.

Tampoco podemos olvidarnos de su influencia en la salud mental: aunque en muchas ocasiones acostumbramos a fumar para reducir el estrés, sabemos que la adicción al tabaco acaba aumentando el riesgo de patologías tan prevalentes, y en ocasiones tan invalidantes, en nuestra sociedad como la ansiedad y la depresión.

Recuerda que el humo de segunda mano o humo pasivo es igualmente peligroso y que las personas expuestas a este tienen un mayor riesgo de desarrollar las patologías antes señaladas, especialmente los niños y adolescentes. El riesgo de muerte súbita del lactante en aquellos bebés expuestos al humo del tabaco se multiplica por tres, y la probabilidad de desarrollar infecciones respiratorias debido al daño pulmonar y al debilitamiento del sistema inmunológico se incrementan entre un 20 y un 50 %.

El vapeo no es una forma *light* de fumar, sino de dañar

Los adolescentes que consumen cigarrillos electrónicos tienen muchas más posibilidades de fumar tabaco y consumir otras sustancias, como drogas y alcohol. Según los Institutos Nacionales de Salud de Estados Unidos, el 30,7 % de los consumidores de cigarrillos electrónicos comenzaron a fumar tabaco en un plazo de seis meses. En otros estudios se ha observado que las personas que vapean tenían tres veces más posibilidades de consumir marihuana, un 56 % más de probabilidades de sufrir un ataque cardíaco y un 30 % más de padecer un ictus.

A pesar de que el vapeo se percibe a menudo como una alternativa más segura al tabaquismo, los riesgos derivados no deben subestimarse; de hecho, ya existe en la bibliografía médica una lesión pulmonar específica del uso de productos de vapeo (se conoce como EVALI) y se sabe que este hábito exacerba condiciones preexistentes, como el asma y la bronquitis.

La mayoría de los líquidos para vapeo contienen nicotina, una sustancia muy adictiva que facilita la entrada en el mundo del tabaco y que, además, puede afectar al desarrollo cerebral en nuestros adolescentes, principalmente a las funciones cognitivas y emocionales, pero también a la capacidad de atención, aprendizaje, estado de ánimo y control de los impulsos. La nicotina aumenta la presión arterial y la frecuencia cardíaca, lo que eleva el riesgo de enfermedades cardiovasculares. Según la revista científica *Radiology,* se han objetivado daños en los vasos sanguíneos incluso en las opciones sin nicotina.

Estos líquidos también pueden contener otros compuestos tóxicos, como formaldehído, benceno, acetaldehído y acroleína, que son conocidos por su potencial carcinógeno. Cuando se calientan e inhalan, producen el llamado *pulmón en palomitas de maíz,* una patología que supone lesiones pulmonares y obstrucción de las vías respiratorias. El vapeo también daña la salud bucodental en forma de caries y periodontitis.

Incluso algunas investigaciones apuntan a que determinados sabores son más perjudiciales para la salud, como en el caso de los de menta o mentol que se han asociado con mayor riesgo de aborto.

Tampoco podemos olvidar los casos de quemaduras y lesiones graves debido a las explosiones de los cigarrillos electrónicos por fallos en sus baterías de litio ni las complicaciones y toxicidades asociadas a contaminantes, adulterantes o sustancias no declaradas.

En definitiva, el vapeo no está exento de riesgos y puede ser perjudicial para la salud, especialmente para los jóvenes y las personas con condiciones de salud preexistentes. La regulación adecuada y la educación sobre sus peligros son esenciales para proteger la salud pública.

EL ALCOHOL TAMBIÉN ES UNA ADICCIÓN: NINGUNA COPA DE VINO ES SANA PARA TU CORAZÓN

Las cifras hablan por sí solas. Según la encuesta Estudes 2023 sobre el consumo de alcohol en jóvenes de entre catorce y dieciocho años, la edad media de inicio en el consumo de alcohol es de 13,9 años y únicamente tres de cada diez no han consumido alcohol en los últimos doce meses. Pero fíjate en las formas de consumo: el 42 % reporta haberse emborrachado en el último año, con un escalofriante aumento respecto a 2021 de un 39,4 %, y uno de cada tres ha participado en episodios de *binge drinking* (consumo excesivo de alcohol en un corto período), mientras que la mitad ha consumido alcohol en botellones en los últimos doce meses.

Sí, claro que sí —y lo sabes—, el alcohol puede llegar a convertirse en una adicción, y, de hecho, lo es en un porcentaje importante de la población, cuyo consumo compulsivo lleva a problemas de salud tanto físicos como psíquicos y comportamentales; es lo que se conoce como trastorno por consumo de alcohol o, simplemente, alcoholismo.

Se trata de personas que no logran controlar la ingesta de alcohol, acaban desarrollando una imperiosa necesidad de consumir y consumir no solo en su vida diaria, sino que aprovechan cualquier celebración o fiesta para tomar ingentes cantidades; para ellos y ellas no hay fiesta sin alcohol, no es posible divertirse: el alcohol es el centro de su vida.

▶ ¿CÓMO PUEDO SABER SI TENGO UNA ADICCIÓN ◀
AL ALCOHOL?

—Cuando se necesita consumir cada vez mayores cantidades para sentir los mismos efectos (tolerancia).

—Cuando se deja de consumir y los síntomas físicos, psíquicos y emocionales que se experimentan son extraordinariamente desagradables (síndrome de abstinencia).

—Si existe una clara falta de control o incapacidad para saber parar o un deseo irrefrenable y ansia diaria por consumir.

—Cuando se descuidan las responsabilidades y obligaciones laborales, familiares o sociales.

—Si no importan los problemas físicos, sociales o psicológicos que puede crear o ya ha generado el consumo.

Es importante que, si llegamos a esta situación o sospechamos que tenemos un problema con el consumo de alcohol, busquemos ayuda profesional, ya que el alcoholismo es una adicción y una enfermedad tratable y de las que muchas personas se recuperan y se curan para llevar una vida saludable y equilibrada.

Quizá no hayas llegado a padecer esta adicción, pero te gusta el alcohol y, además, has escuchado más de una vez aquello de que «una copa de vino con la comida es saludable». Hasta es posible que lo hayas escuchado de la boca de algún médico.

Posiblemente sea porque quieren justificar su propio consumo, bastante elevado entre una buena parte del sector médico, y también porque en determinado momento se han publicado una serie de estudios observacionales —y, quizá, malintencionados— posiblemente fomentados por la propia industria vitivinícola.

En estos estudios se ha correlacionado —no es lo mismo que hallar un vínculo causa-efecto, como la de que las grasas trans aumentan el colesterol— el consumo de vino con una mejor salud cardiovascular sin comprobar que puede haber otros factores más influyentes, como una vida más saludable en general, una mejor alimentación, una mayor actividad física o simplemente un mayor número de relaciones sociales que tan beneficiosas son para nuestra salud cardíaca.

Además, estas investigaciones nos han querido convencer de las propiedades anticancerígenas del vino por su contenido en resveratrol, un antioxidante que se encuentra en mínimas cantidades y del que nunca se han llegado a demostrar verdaderamente tales beneficios en la salud. Por otra parte, las uvas tintas también nos aportan resveratrol sin necesidad de ingerir alcohol.

¿Sabías que cada copa de vino contiene entre diez y doce gramos de etanol, una cantidad realmente importante que consumida día tras día genera importantes problemas de salud a niveles hepático, neurológico, cardiovascular y oncológico?

Según el Instituto Nacional del Cáncer de Estados Unidos, existen, al menos, los siguientes tipos de cáncer vinculados al consumo de alcohol:

— Cáncer de boca (labios, lengua y todas las áreas de la cavidad oral).
— Cáncer de faringe y de laringe.
— Cáncer de esófago, de estómago, colorrectal y de hígado.
— Cáncer de mama.

Y, por si fuera poco, el alcohol no utiliza un único mecanismo para contribuir al desarrollo del cáncer, sino que lo puede hacer de hasta cinco formas diferentes. Es decir, su potencia cancerígena es tan intensa y con tan alta capacidad para atacar por varios frentes que hace que los mecanismos de defensa y reparadores del cuerpo lo tengan muy difícil:

— El etanol se transforma en nuestro hígado en acetaldehído, una sustancia tóxica y causante de una buena parte de los síntomas de las borracheras. Además, es carcinógeno, puesto que daña el ADN y las proteínas celulares, lo que favorece la génesis de mutaciones tumorales.
— Puede generar la formación de radicales libres mediante el estrés oxidativo que dañan el ADN, las proteínas y los lípidos de las células.
— Favorece el aumento de los niveles de estrógenos, implicados en el desarrollo del cáncer de mama.

— El consumo crónico produce inflamación en el hígado (hepatitis alcohólica) y el tracto digestivo, lo que puede llevar a alteraciones celulares pretumorales.

— Dificulta la absorción de nutrientes como las vitaminas A, C, D, E y el complejo B, especialmente el ácido fólico, muy importantes para la reparación del ADN y así evitar mutaciones precancerosas.

Y aunque es importante destacar que el riesgo de desarrollar un cáncer es proporcional a la dosis, dicho riesgo comienza con el primer trago. Por el contrario, abstenerse por completo disminuye significativamente el riesgo de desarrollar estos tipos de cáncer.

> **OTROS RIESGOS PARA LA SALUD** ◀
ASOCIADOS AL CONSUMO DE ALCOHOL

— Daño hepático, que incluye la esteatosis (hígado graso), hepatitis alcohólica, cirrosis hepática y cáncer hepático.

— El consumo de alcohol, al contrario de lo que se piensa, favorece los problemas cardiovasculares, como la insuficiencia cardíaca o los ictus, pues aumenta la presión arterial y altera la frecuencia cardíaca.

— Afecta a la función cerebral, es decir, es neurotóxico y puede llevar a procesos como la depresión, la ansiedad y la dependencia. Además, perjudica la capacidad de concentración y de resolución de problemas y la memoria, a la par que empeora condiciones preexistentes de salud mental. También afecta a la coordinación y la capacidad de razonamiento, lo que aumenta el riesgo de accidentes y lesiones, incluidos accidentes automovilísticos o domésticos, caídas y ahogamientos.

— A nivel digestivo, favorece las gastritis y las pancreatitis.

— Debilita el sistema inmunológico; esto hace al cuerpo más susceptible a infecciones.

— Interfiere en la absorción de calcio y la producción de vitamina D, lo que puede llevar a la osteoporosis y aumentar el riesgo de fracturas, especialmente en mujeres.

— En hombres, puede llevar a la disfunción eréctil, y en mujeres, a irregularidades menstruales y problemas de fertilidad. Además, el consumo de alcohol durante el embarazo puede causar el síndrome de alcoholismo fetal.

— El consumo frecuente empuja a la tolerancia y a la dependencia del alcohol, es decir, al alcoholismo, una enfermedad crónica que afecta la salud física y mental y tiene un impacto negativo en la vida social y laboral del individuo.

Si el alcohol es muy perjudicial para la salud en los adultos, aún lo es más en edades tempranas, cuando el hígado, el corazón o el cerebro están en pleno desarrollo y, por tanto, los adolescentes son todavía más vulnerables a los efectos tóxicos del etanol. Más aún si se mezcla con bebidas energéticas, que permiten llevar a cabo un mayor consumo de alcohol (atenúan sus efectos depresores), o con drogas.

Ya sé que vivimos integrados en una sociedad en la que todo se celebra con comidas y alcohol, y hasta te diría que estoy a favor de mantener nuestras tradiciones, pero una cosa es tomar una o dos copas en tu cumpleaños o en la fiesta de tu pueblo y otra es beber hasta perder el equilibrio y la esencia como persona.

Hazme caso, no consumas alcohol o al menos intenta consumir lo menos posible y solo en momentos muy especiales. El resto del tiempo toma agua, leche, café con hielo, kombucha o infusiones sin azúcar.

Conectados y cautivos: el laberinto del *like* y la adicción a las redes

La adicción a las redes sociales es un tema de creciente preocupación en la comunidad médica debido a sus potenciales efectos negativos en la salud mental y física. No se nos puede escapar que hablamos de uno de los grandes problemas que se avecinan, con difícil solución, además, tal y como está planteado. Tiene todas las características de una adicción, ya que supone una utilización compulsiva de las redes sociales y se acompaña de una incapacidad manifiesta para saber parar y reducir el tiempo de uso. A todo ello se añade una consecuencia final de todas las formas de adicción severa: la interferencia con la vida diaria, con la familia, con las relaciones sociales y con la actividad escolar o laboral.

Cuando recibimos un *like* o un comentario que nos resulta agradable, se activa el sistema de recompensa cerebral a través de la liberación de dopamina, la hormona del placer y la gratificación, que nos empuja hacia el uso repetido e incontrolado de las redes sociales. Y, como además los *likes* y los comentarios no son pronosticables, sino más bien impredecibles, aumenta nuestro deseo y compulsión por revisar constantemente las notificaciones que nos llegan, algo muy similar al bingo y al resto de juegos de azar.

Mucha gente encuentra en las redes aceptación, autoestima y sentimiento de pertenencia a un grupo del que no conoce ni los límites, ni la estructura..., ni a sus integrantes.

Por otra parte, en una sociedad tan exigente y en la que es difícil establecer relaciones interpersonales, las redes se han convertido en un nicho perfecto para encontrar aceptación y validación social, lo cual aporta un enorme chute de autoestima y hasta un sentimiento de pertenencia a un grupo de límites y estructura desconocidos; no sabemos quién es verdaderamente cada integrante, pero sí que está ahí, y con eso nos basta.

Además, si algo ha definido a las sociedades desde tiempos inmemoriales es la tendencia a compararse. Las redes sociales han amplificado esta dinámica hasta el extremo; ahí observamos lo que otros muestran, lo que intentan vendernos que son. Y, a partir de aquí, decidimos si queremos comprar esa imagen para imitarla o buscar otra alternativa. En cualquier caso, seguimos enganchados a través de esa vía también.

Recientemente nos hemos encontrado con el *summum* de la compulsión, algo que no habíamos visto hasta ahora en otras formas de adicción: la ansiedad, el miedo o el temor a no estar actualizado, a perderse algún hecho o evento, a no poder participar de ciertas conversaciones o experiencias; es lo que se conoce como el FOMO (*fear of missing out,* miedo a perderse algo). El FOMO, junto con la presión social para estar constantemente conectados y actualizados, lleva a un mayor uso compulsivo de las redes sociales.

¿Cuáles son las consecuencias de este entramado? Pues algunas parecen bastante obvias. Distintas investigaciones han corroborado que la adicción a las redes sociales y el FOMO se asocian a altos niveles de insatisfacción y frustración, de ansiedad y síntomas depresivos.

Al mismo tiempo, se ha observado un grave deterioro de las relaciones personales presenciales, incluso hasta llegar al desarrollo de un temor o un rechazo a las mismas. Se han descrito casos de adolescentes que evitan salir de casa para no tener que pasar por un cara a cara con otras personas.

La necesidad de estar continuamente conectados y de no perderse lo mínimo resta tiempo y capacidades para llevar a cabo adecuadamente las actividades académicas y laborales, lo que afecta tanto al rendimiento escolar como a la productividad en el trabajo.

La luz azul emitida por las pantallas en uso nocturno puede suprimir la producción de melatonina, una hormona que regula el sueño. Esto, sumado a un menor número de horas dedicadas a dormir para otorgárselas a las redes, puede llevar a dificultades para descansar.

En cuanto a las consecuencias físicas, las más habituales en las consultas médicas son el síndrome del ojo seco y el dolor cervical y de espalda. Asimismo, a largo plazo ya se aventuran consecuencias derivadas de un incremento mayor del sedentarismo, como la obesidad, la diabetes, la hipercolesterolemia y las enfermedades cardiovasculares, entre otras.

Como te decía al comienzo, es un entramado cuasi perfecto que dificulta encontrar la salida por uno mismo; en muchos casos, es necesaria la ayuda profesional. Resulta crucial abordar el problema a través de estrategias de intervención adecuadas y educar en el uso saludable de estas tecnologías desde edades muy tempranas. Te dejo algunos *tips* útiles, sobre todo, si la adicción no es severa:

— Establece horarios específicos y períodos de tiempo concretos y cortos para revisar las redes sociales. Evita su uso durante las primeras horas de la mañana, antes de dormir y en las comidas. En definitiva, déjalo para aquellos momentos más intrascendentes del día.

— Desactiva todo tipo de notificaciones para reducir la cantidad de veces que se interrumpe la atención para revisar el teléfono.

— Busca e involúcrate en actividades que no impliquen el uso de dispositivos, como deportes, lectura o asociaciones culturales.

— Enfócate en las experiencias propias y de tu entorno en lugar de preocuparte por lo que les está ocurriendo a otras personas que ni siquiera conoces.

— Date unas vacaciones digitales: intenta desconectar completamente de los dispositivos electrónicos durante el fin de semana.

—Participa en grupos de apoyo o asiste a talleres donde puedas compartir experiencias y aprender habilidades y capacidades para gestionar saludablemente el uso de dispositivos digitales.

ALUCINA CON LA NUEZ MOSCADA

No quería finalizar este capítulo con el ceño fruncido y el rostro serio después de los temas abordados. Así, lejos de los graves problemas asociados al uso compulsivo de las redes sociales o al consumo de alcohol, tabaco o bebidas energéticas, esta otra es una potencial adicción, menos compleja, que podemos encontrar en nuestra cocina. Se encuentra en el cajón de las especias y se llama nuez moscada, que sirve para agregar un aroma y un sabor diferentes a salsas como la bechamel, sopas, postres y una gran variedad de platos.

¿Sabías que se han reportado casos de efectos psicoactivos con dosis altas de nuez moscada, como alucinaciones, delirios, confusión, euforia y ansiedad? Estos efectos pueden durar varios días y ser muy desagradables y de características impredecibles, es decir, la cantidad a partir de la cual la nuez moscada es tóxica varía según la sensibilidad individual y otros factores, como, por ejemplo, padecer enfermedades hepáticas de las cuales uno quizá no sea consciente.

Además, cuando la tomamos en grandes cantidades, es decir, más de entre cinco y quince gramos (un frasco suele contener cincuenta gramos), puede conllevar ciertos riesgos para la salud debido a algunos de sus componentes. Hablamos concretamente de la miristicina, que se metaboliza en el hígado y, en exceso, puede dañar el hígado. También es capaz de producir toxicidad gastrointestinal (malestar estomacal, náuseas, vómitos o diarrea), reacciones alérgicas (erupciones cutáneas, hinchazón, dificultad para respirar y anafilaxia) o interacciones medicamentosas (potencia el riesgo de sangrado en personas que consumen anticoagulantes).

Dicho lo dicho, es importante consumir nuez moscada con moderación y en cantidades típicas de cocina; no se recomienda su consumo con fines recreativos debido a los posibles efectos adversos.

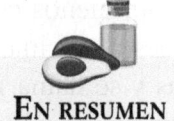

En resumen

La nuez moscada puede dar un toque delicioso a nuestros platos, pero no está exenta de riesgos si se consume en exceso. Lejos de ser un simple condimento, puede provocar efectos psicoactivos y problemas de salud. Como con todo, la clave está en la moderación y el uso responsable.

15
NO ES CANSANCIO, ESTRÉS NI ANEMIA; ES MAL DORMIR

A menudo buscamos respuestas a nuestro agotamiento constante y lo acabamos justificando con las largas jornadas de trabajo, los quehaceres de casa, el cuidado de los hijos... Incluso acudimos a nuestro médico de confianza creyendo que padecemos alguna deficiencia o una enfermedad. Sin embargo, existe una causa fundamental que a menudo pasamos por alto: el mal dormir.

El caso de Juan, un paciente al que conozco de sobra, ya que acude mensualmente a mi consulta para controlar el anticoagulante Sintrom, resulta ilustrativo:

—Buenos días, Juan. ¿Qué te trae por aquí hoy? —pregunto después de observar sus ojeras y su semblante cansado.

—Buenos días, doctor. Últimamente me siento muy cansado, desde que me levanto hasta que me acuesto. No sé si tendré anemia o algo así. Quizá sería bueno hacer una analítica. Creo que no estoy comiendo bien. Me cuesta concentrarme en el trabajo, siento que no tengo energía para nada, ni paciencia para jugar con mi hija. No sé qué me pasa.

—Cuéntame cómo es tu día a día. ¿Hay algo que haya cambiado recientemente en tu rutina o en tu vida personal? —Intento explorar posibles causas.

Juan trata de recordar, pero aprecio que le cuesta más de lo normal, su agilidad mental no es la de siempre.

—No mucho, la verdad. Trabajo en la oficina de siempre, aunque he tenido más presión y estrés por algunos proyectos. También he estado tomando un poco más de comida rápida porque me falta tiempo para ir a casa a comer. Me siento más irritable.

Tomo nota, pero la intuición médica me sugiere una posible dirección que, por otra parte, es una constante en las consultas:

—Juan, ¿cómo duermes?

—Bueno, creo que bien, aunque me cuesta un poco más quedarme dormido. A veces me despierto en medio de la noche y me resulta complicado volver a dormir. Pero es normal, ¿no? El estrés, supongo.

—El estrés afecta en muchos sentidos, incluido el sueño. Lo que describes podría ser un signo de que no estás durmiendo tan bien como tu cuerpo necesita. La falta de sueño reparador provoca cansancio físico, problemas de concentración y cambios de humor. Quiero que intentemos algunas cosas para mejorar tu sueño y ver si eso ayuda con tu cansancio, ¿te parece?

—Claro —Juan está de acuerdo; se siente un poco aliviado al tener una posible explicación para su agotamiento—. Haré lo que sea necesario.

Cuando hablo del mal dormir en la población general me refiero a la dificultad para obtener un sueño reparador, un sueño que nos aporte regularmente el descanso físico y el orden mental necesarios para afrontar cada día con todo el despliegue para lograr nuestros objetivos sin desfallecer ni sentirnos frustrados. Este problema puede manifestarse de diversas maneras, como dificultad para conciliar el sueño, despertares frecuentes durante la noche (o muy temprano por la mañana), incapacidad para volver a dormir, irritabilidad o, simplemente, un cansancio atroz que nos pide quedarnos en la cama y no hacer absolutamente nada más.

¿Cómo podemos ayudar a una persona como Juan con problemas claros de padecer mal dormir? ¿Dónde están las potenciales causas para poner una solución? Sin duda, es esencial tanto abordar las posibles causas subyacentes como implementar estrategias para mejorar la calidad del sueño:

— Las preocupaciones diarias y el estrés de una ajetreada vida personal, familiar y laboral pueden hacer que sea difícil relajarse lo suficiente como para conciliar el sueño.
— También es frecuente encontrar en pacientes con mal dormir hábitos inadecuados antes de irse a la cama, como el uso de dispositivos electrónicos, consumo de cafeína o alcohol y no mantener un horario regular para acostarse y levantarse.
— Un ambiente ruidoso, un exceso de luminosidad, un colchón incómodo o una inadecuada temperatura de la habitación pueden interferir en el sueño.

— Trabajos con horarios irregulares, como turnos de noche, y una vida social activa prolongada más allá de las nueve de la noche son capaces de afectar a los horarios de sueño.

— Algunas enfermedades, como los problemas respiratorios (principalmente la apnea de sueño), el dolor crónico, los problemas digestivos y otras condiciones médicas (la depresión y el trastorno de ansiedad generalizada) afectan significativamente en este sentido.

— Por último, algunos medicamentos presentan, como efectos secundarios, alteraciones del sueño o somnolencia diurna.

Una vez que sabemos cuáles son las potenciales causas del mal dormir, vamos a intentar darles solución:

— Mantén un horario regular para acostarte y levantarte. El cuerpo tiene un reloj interno conocido como ritmo circadiano. Seguir horarios constantes ayuda a un funcionamiento correcto de este reloj, lo que facilita que te duermas y te despiertes a la misma hora todos los días, incluso los fines de semana.

— Crea un ambiente propicio para dormir. La oscuridad, mediante la liberación de la hormona reguladora del sueño (melatonina), le indica a tu cuerpo que es hora de dormir. Usa cortinas opacas o una máscara para los ojos si es necesario. Añade dosis de tranquilidad minimizando el ruido con tapones para los oídos o apagando cualquier aparato generador de sonidos. La mayoría de las personas duermen mejor en habitaciones frescas, con una temperatura de entre dieciocho y veinte grados centígrados.

— Evita pantallas como teléfonos, *tablets* y ordenadores al menos dos horas antes de acostarte. La luz azul emitida por estos dispositivos puede interferir en la producción de melatonina. Además, su contenido estimulante mantendrá tu mente activa justo cuando deberías estar en fase de relajación.

— Realiza actividades relajantes antes de dormir. Lee un libro, pero que no sea en pantalla, o toma un baño caliente. Las técnicas de relajación, como la meditación y la respiración profunda y consciente, y el yoga reducen el estrés y la ansiedad, lo que facilita un sueño más profundo.

— Reduce o evita la cafeína y el alcohol o cualquier sustancia estimulante, como el té, las bebidas mal llamadas energéticas y el chocolate al menos entre seis y ocho horas antes de dormir. Aunque puede hacer que te sientas somnoliento al principio, el alcohol interfiere en las etapas del sueño profundo y causa despertares nocturnos.

— Evita comidas pesadas antes de dormir y opta por las más ligeras, como una fruta o un vaso de leche si tienes algo de hambre. Las comidas pesadas o picantes suelen causar molestias digestivas y dificultar el sueño.

— Realiza actividad física regularmente, pero trata de no hacer ejercicio al menos tres horas antes de acostarte. El ejercicio regular mejora la calidad del sueño, pero hacerlo demasiado cerca de la hora de acostarse puede ser estimulante.

—Si necesitas una siesta, mantenla controlada (no más de treinta minutos) y que sea antes de las cuatro de la tarde. Las siestas son refrescantes, pero si son largas o tardías pueden interferir en tu sueño nocturno.

—Limita la ingesta de líquidos antes de acostarte, ya que pueden interrumpir tu sueño para que vayas al baño.

Implementar estos consejos de manera consistente mejora significativamente la calidad del sueño y, en consecuencia, tu bienestar general. Algunos problemas de sueño pueden ser indicativos de trastornos más serios, como apnea del sueño, insomnio crónico o síndrome de piernas inquietas. Un profesional de la salud puede ayudarte a identificarlos y tratarlos.

EL PULMÓN DEL EDREDÓN Y LA ALMOHADA DE PLUMAS

Que la exposición a edredones o almohadas de plumas naturales esté relacionada con el desarrollo de una enfermedad grave pulmonar es cierto, y así se describió en un estudio realizado a principios de este siglo y publicado en *The Lancet Respiratory Medicine*.

No fue nada nuevo para el conocimiento científico, puesto que ya se sabía que el contacto con aves puede aumentar los casos de neumonitis debido a la exposición a ciertos antígenos —proteínas— presentes en sus plumas, excrementos y proteínas de la piel. La neumonitis por hipersensibilidad, también conocida como pulmón del criador de aves o neumonitis de los amantes de los pájaros, es una condición inflamatoria del pulmón causada por la inhalación de estos antígenos o de ciertos polvos orgánicos procedentes de este tipo de animales. En algunos casos, el proceso inflamatorio finaliza en una fibrosis pulmonar, es decir, una cicatrización progresiva que altera y sustituye la estructura normal del tejido pulmonar y cuya única solución terapéutica es, en ocasiones, el trasplante.

Sin embargo, el uso de edredones y almohadas de plumas naturales implica un riesgo muy bajo para el desarrollo de enfermedades; tanto es así que ni siquiera los investigadores del estudio desaconsejaron su utilización en las camas. De todas maneras, si esto te genera dudas, siempre hay otras opciones o las fórmulas sintéticas.

LA MEJOR POSTURA PARA DORMIR ES LA DE TODA LA VIDA

¿Cómo dormiste anoche? ¿Qué postura adoptaste? Estoy seguro de que la de siempre, aquella que, si la modificas, ya no te permite dormir.

En el mundo hay dos tipos de personas: las que se levantan en la misma postura en la que se acuestan, con cada pelo en su sitio, y aquellas que están casi irreconocibles porque cada cabello se orienta hacia un punto diferente del espacio y con una cama tan deshecha que parece que allí han estado dos animales peleados.

Es posible que hayas reparado en leer algunos titulares de prensa o simplemente te hayas visto involucrado en una conversación de cafetería en la que se debate cuál es la mejor postura para dormir: que si boca arriba puedes vomitar y aspirar la comida, que si boca abajo dificulta la respiración, que si de lado pueden dañarse las caderas... En definitiva, ninguna parece válida. El psicólogo Samuel Dunkell llegó a afirmar que las posturas durante el sueño orientaban sobre los rasgos de la personalidad y la psicología de un individuo, aunque luego aquello no fue confirmado por otras investigaciones.

En mi opinión, tenemos mucho menos control sobre la postura para dormir de lo que creemos, e incluso te recomendaría que tampoco lo tengas entre tus objetivos. Intentar cambiar la postura al dormir puede no merecer la pena, y quizá sea más contraproducente, salvo condiciones especiales.

De acuerdo con las investigaciones de Joseph De Koninck, un psicólogo con varios estudios publicados sobre el tema, es muy probable que «la postura al dormir sea más un reflejo de la anatomía y la fisiología que de la psicología de una persona, y que, una vez que uno se duerme, es el cuerpo el que decide su posición».

Dicho esto, es cierto que hay posturas más cómodas y hasta, como decía De Koninck, más fisiológicas para determinadas personas con condiciones de salud específicas:

—En las mujeres embarazadas la mejor posición es de lado, especialmente del lado izquierdo: mejora la circulación sanguínea tanto para la madre como para el bebé, reduce la presión sobre el hígado y mejora la función renal, lo que ayuda a reducir la hinchazón en las piernas.

—Si lo que tenemos son problemas de columna, las posiciones recomendadas son de espaldas o de lado. De espaldas con una almohada debajo de las piernas a la altura de las rodillas puede ayudar a mantener la curva natural de la columna vertebral y distribuir el peso de manera uniforme, reduciendo la tensión en la espalda. Dormir de lado, también con una almohada entre las piernas, mantiene la columna alineada y reduce la presión sobre la espalda baja. Debes asegurarte de que la almohada de la cabeza mantenga el cuello en una posición neutral.

— Para los problemas de cadera, la posición más recomendada es de lado y con una almohada entre las rodillas para ayudar a mantener la alineación de la cadera y reducir la presión sobre la cadera afectada.

— Aquellos pacientes con importantes y dolorosas lesiones de hombro, especialmente en la cama, la mejor posición es de espaldas, si se tolera (depende de la lesión), o del lado opuesto al hombro dañado. De espaldas evitas la presión directa sobre el hombro afectado. Dormir del lado que no está afectado, con una almohada abrazada al pecho, puede ayudar a aliviar la presión sobre el hombro dolorido.

— Cuando padecemos problemas gástricos, principalmente reflujo ácido, la mejor posición es de lado, preferiblemente del lado izquierdo, ya que así se consigue reducir dicho reflujo al mantener el estómago por debajo del esófago. Elevar los pies cabeceros de la cama o usar una almohada en cuña para elevar la cabeza y el torso puede ayudar a prevenir el reflujo gastroesofágico.

—Para aquellas personas con patologías respiratorias, especialmente apnea del sueño, la posición más adecuada es de lado o boca abajo. De lado, ayuda a mantener las vías respiratorias abiertas y reducir los episodios de apnea. Boca abajo (prono) previene el colapso de las vías respiratorias, aunque no es la más cómoda para todos.

—Y, por último, si el problema está en los temidos ronquidos, se recomienda colocar el cuerpo de lado, ya que evita el colapso de la lengua y de los tejidos blandos en la garganta, lo que reduce los ruidos.

Como hemos visto, cada persona puede tener necesidades específicas, y encontrar la posición de sueño adecuada requiere algo de experimentación. Si los problemas persisten, es recomendable consultar a un profesional de la salud para obtener asesoramiento personalizado y adaptado a cada caso.

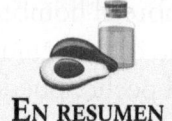

En resumen

No existe una postura perfecta para dormir que sirva para todos. Cada cuerpo, cada condición y cada necesidad marcan la diferencia. Lo importante no es forzar una posición ideal, sino encontrar aquella que te permite descansar de verdad, la de siempre, la que tu cuerpo elige sin pensarlo.

16
LA SALUD MENTAL DE LA VIDA DIARIA

No pasamos por los mejores momentos en lo que a la salud mental se refiere, especialmente desde que se inició la pandemia de COVID-19. Las consecuencias de la misma (fallecimiento de seres queridos, falta de relaciones sociales, pérdida de puestos de trabajo o la propia enfermedad) nos hicieron ser más conscientes de que la parte mental de la salud es, al menos, tan importante como la parte física. En mi opinión, antes de la llegada del coronavirus no teníamos este concepto tan presente.

Constantemente escuchamos y leemos afirmaciones como que tenemos que cuidar más nuestra salud mental. Pero ¿de qué salud mental estamos hablando? ¿De la ordinaria o de la extraordinaria? ¿De la que fomenta la vida diaria o de aquella para la cual hay un diagnóstico concreto? Es decir, ¿hablamos de las enfermedades mentales graves o de los problemas de la vida diaria?

Quizá el concepto sea demasiado amplio para algunos como para entenderlo claramente, pero, al mismo tiempo, tal vez en ocasiones se afronte desde una perspectiva un tanto reduccionista, pues acostumbramos a asociarlo a enfermedades como la depresión mayor, el síndrome de ansiedad generalizada, el trastorno obsesivo compulsivo y la esquizofrenia. Pero ¿qué pasa con esas situaciones cotidianas que gestionamos mal o de las que simplemente huimos?

Las primeras son las patologías psiquiátricas que alteran significativamente la vida de las personas hasta incapacitarlas o aislarlas y que, además, generan un importante sufrimiento tanto a ellas como a los que las rodean. Algunas son de muy difícil tratamiento y, desgraciadamente, pueden acabar con la vida de quienes las padecen de una manera muy precoz.

Sin embargo, hay otra salud mental que se puede ver alterada, a veces de una manera menos perceptible, por las situaciones de la vida diaria y que también puede desencadenar problemas, como el insomnio, la irritabilidad, la falta de control, las adicciones, o incluso trastornos de mayor entidad, como las obsesiones, la ansiedad o la depresión.

La vida diaria, con sus múltiples desafíos, preocupaciones y exigencias, puede conducir a una serie de respuestas funcionales, emocionales y psicológicas distorsionadas que, si no se manejan adecuadamente, afectarán de manera negativa a nuestra salud mental y física.

El constante y alto número de demandas, ya sean laborales, familiares o sociales, que llegan a ser razonablemente incumplibles y que nos depara cada día desde que nos levantamos hasta que nos acostamos genera la sensación de no ser capaces de alcanzar las metas planteadas o de no ser lo suficientemente eficaces para cumplir con las expectativas, lo que lleva a la saturación y a la frustración, el desapego, el distanciamiento social y el conocido *burnout*.

Esa sensación de no llegar a todo o de falta de cumplimiento en áreas clave de la vida es capaz de generar vacío personal, pérdida de autoestima e insatisfacción con uno mismo, ante lo que algunos responden buscando maneras de escapar a través de actividades que proporcionan alivio temporal y un daño final, como son las adicciones (al alcohol, las drogas, el juego, el sexo...). De esta manera, corren el riesgo de empeorar desde el punto de vista físico, psicoemocional y social. Es decir, abarcando las tres esferas que componen la definición de la salud, según la OMS.

Quizá ya intuyes a qué me refiero cuando hago referencia a las preocupaciones, demandas y desafíos de la vida diaria, pero déjame recordártelos, porque, si nos atrevemos a elaborar un listado, quizá nos sea más fácil vernos reflejados. Primero, para reconocerlos en nosotros mismos, y, luego, para abordarlos adecuada y eficazmente, ya que considero que aquí está la clave de cara a mantener un equilibrio saludable y prevenir problemas de salud a largo plazo:

— El estrés en el trabajo es uno de los problemas más comunes que afectan tanto a la salud física como a la mental. Suele deberse a largas horas en la oficina, presión por cumplir objetivos o plazos, conflictos con colegas o jefes y temor a perder el empleo.

— Las dificultades financieras, como el temor a no llegar a fin de mes, el pago de una deuda o de la hipoteca o, simplemente, la incapacidad para generar ahorros son fuentes significativas de estrés.

— Los problemas en las relaciones, ya sea con la pareja, los hijos u otros miembros de la familia, son en ocasiones extremadamente estresantes y afectan de modo significativo a la salud física y a la emocional.

— La incapacidad para conciliar, equilibrar y satisfacer las responsabilidades laborales y las de la vida personal conducen, a veces, al agotamiento, la frustración y el vacío vital.

— Vivir con una o varias enfermedades crónicas y graves impone un estrés considerable. Además de los desafíos físicos y de comportamiento directos, la carga emocional de manejar la enfermedad, de preocuparse por el tratamiento y el futuro puede guiar a un deterioro significativo de la salud mental.

— Los cuidadores de niños pequeños, personas enfermas y mayores pueden experimentar la conocida como fatiga del cuidador, que incluye agotamiento físico y emocional. A menudo ignoran sus propias necesidades de salud en el proceso.

— Eventos que generan cierta inseguridad o cambios vitales, como mudanzas, cambios de empleo o la pérdida de un ser querido, son enormes caudales de estrés.

Y, como te decía anteriormente, estas situaciones pueden desencadenar problemas que estaban latentes o que se inician de nuevo en forma de:

— Depresión, una enfermedad del estado de ánimo que afecta a nuestra capacidad para sentir, pensar, interactuar y manejar el día a día.

— Ansiedad, por la que la persona siente temor o miedos excesivos y desproporcionados ante situaciones de la vida diaria.

— Insomnio, debido a que la exposición aguda o prolongada a situaciones estresantes altera los patrones del sueño, lo que resulta en una verdadera desestructuración del mismo que acaba afectando al rendimiento diurno, a la capacidad de concentración y memorización, a la resolución de problemas, a la toma de decisiones y al propio estado de ánimo

A PRUEBA DE GOLPES. LEVANTARSE Y SEGUIR: LA RESILIENCIA EN LA VIDA DIARIA

Todos pasamos, al menos, por entre dos y cuatro acontecimientos traumáticos a lo largo de nuestra vida, nos apetezca o no; la vida no nos lo va a preguntar, sino que nos los pondrá delante, y nosotros tendremos que encajarlos de alguna manera. Es lo que hay.

Ante ese *es lo que hay* reaccionaremos de distinta manera. De una forma patológica, como la depresión o la obsesión. Sin embargo, también podemos afrontar las adversidades o los traumas de una forma sana, es decir, con resiliencia, con capacidad de crecer, de venirnos arriba. Esto último no significa que no vayamos a sentir dolor o sufrimiento ante un trauma de la vida diaria, pero debemos naturalizar las emociones y entender que la ansiedad, la tristeza y la rabia son respuestas normales y adaptativas ante circunstancias adversas. Por ejemplo, es natural sentir ansiedad ante una sospecha de cierre de la empresa en la que trabajas o tristeza por la pérdida de un ser querido. Estas emociones son parte de un proceso de adaptación, y no necesariamente indican un trastorno mental.

▶ BUENOS HÁBITOS PARA LA SALUD MENTAL ◀

— El ejercicio regular es la más potente herramienta contra el estrés en todas sus variedades, ya que libera endorfinas y otras sustancias químicas del bienestar.

— Mantener una red de apoyo robusta basada en los amigos, la familia o ciertos grupos de apoyo es esencial para aliviar la sensación de vacío y soledad.

— Revisa tus metas y objetivos y establece expectativas realistas y alcanzables, ya que, de lo contrario, nos aproximaremos más si cabe a la sensación de frustración.

— Busca ayuda profesional para hallar un espacio de seguridad esencial en el que desnudar los sentimientos y empoderarte con suficientes y efectivas estrategias de afrontamiento.

— Dales oportunidades a las actividades de ocio con las que verdaderamente disfrutes. Es una excelente vía de escape para combatir el estrés y la ansiedad.

— Establece prioridades y límites para reducir la sensación de sobrecarga y de no llegar a todo y aprende a decir no a aquello que te sobra o no te aporta lo suficiente en un momento dado. Aquí también se incluyen el

---

ajuste y la capacidad de balancear las cargas y las expectativas laborales con el descanso para no quemarte.

—La meditación y la atención plena *(mindfulness)* son prácticas que nos pueden ayudar a centrar nuestra mente en el presente, alejarla de los temores e inseguridades del futuro y hacerla impermeable a las rumiaciones del pasado.

Recuerdo que, hace unos dos años, una chica habitual de mi consulta por una anemia que padecía de manera secundaria a sus abundantes menstruaciones vino a contarme que se sentía muy triste porque la había dejado su novio y quería saber si le podía recetar algún ansiolítico. Le expliqué que todo aquello que sentía era normal, que se trataba de su fase de duelo, de pérdida, y que su cuerpo se estaba adaptando a la nueva situación. Le recomendé que se diera tiempo, saliese con sus amistades, hiciera un viaje o, simplemente, se volcase más en su trabajo (lo tenía un tanto abandonado), y ya vería que pronto se recobraría de ese sufrimiento hacia un mejor estado emocional. Además, le insistí en que no intentase hacer de aquello una enfermedad medicándose como si padeciese una patología, puesto que únicamente se trataba de un estado emocional de malestar e incomodidad derivado de la vida misma, de la vida diaria.

En mi opinión, como tenemos muy poca tolerancia a la frustración. Si las cosas no nos salen como queremos, buscamos únicamente evitar el sufrimiento en lugar de intentar superarnos. Es cierto que, ante cualquier trauma, hay sombras y penumbras que nos generan dolor y que nos gustaría que no estuviesen o que desapareciesen en un abrir y cerrar de ojos, pero eso no lo podemos forzar, no está en nuestra mano evitar ciertos reveses de la vida.

Todas las personas, en algún momento, vamos a enfrentarnos a situaciones dolorosas, pérdidas o momentos de crisis. No podemos ignorarlos. Pero sí podemos elegir cómo afrontarlos. Podemos buscar los medios que nos ayuden a crecer, a fortalecernos y a encontrar caminos que nos permitan avanzar, en lugar de quedarnos atrapados en la oscuridad de esas emociones.

Te lo explico con un ejemplo. Imagina que alguien empieza a ir al bingo cada día porque siente ansiedad y tristeza tras una ruptura de pareja. Ese no es el camino. No deberíamos justificar ese tipo de escapes como solución. En lugar de eso, el mal momento puede convertirse en una oportunidad para reflexionar, aprender de los errores cometidos en la relación o, simplemente, abrirnos a conocer a alguien con quien compartamos valores y vivencias que nos hagan sentir más plenos.

Patologizar emociones normales —como la tristeza tras una pérdida o el enfado ante una injusticia— contribuye a aumentar el estigma que aún rodea a la salud mental. Y esto puede hacer que las personas se sientan avergonzadas por tener emociones completamente humanas, lo que afecta a su autoestima, a su forma de verse a sí mismas y a su voluntad de pedir ayuda cuando realmente la necesitan.

Por supuesto, no todos los desafíos emocionales son iguales. Hay traumas más profundos o situaciones más intensas que otras. Pero, en todos los casos, aprender a gestionarlos de forma adecuada es clave. Afrontarlos con herramientas sanas y desde la resiliencia no solo mejora nuestra salud mental, también impacta de forma positiva en nuestra salud física y en nuestra calidad de vida.

Y, para ello, es fundamental contar con estrategias saludables de afrontamiento y no dudar en buscar ayuda profesional cuando lo sintamos necesario.

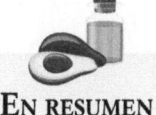

En resumen

Es muy importante que seamos capaces de diferenciar entre las emociones naturales y las reacciones normales que tenemos ante situaciones desafiantes y las verdaderas enfermedades mentales. Estar en disposición de hacer esta discriminación permite evitar que pongamos etiquetas y hasta estigmaticemos como enfermedades mentales todo aquello que únicamente son vivencias y experiencias propias del ser humano y de la vida que lo rodea.

Lograrlo nos ayudará a promover una comprensión más precisa, compasiva, eficiente y empática de la salud mental, a entender mejor cómo las personas realmente se sienten y responden a las dificultades, así como a reconocer que experimentar ansiedad, tristeza u otras emociones incómodas en respuesta a desafíos y traumas de la vida misma es parte de ser humano y no necesariamente un signo de enfermedad.

17
ESTÁ EN TU MANO ENVEJECER SANO Y CON UNA APARIENCIA MÁS JOVEN

Envejecer es un proceso natural e inevitable, pero hacerlo de manera saludable puede influir significativamente en nuestra capacidad para disfrutar de una vida plena y activa. La clave está en cómo envejecemos y en la calidad de vida que mantenemos a lo largo de los años.

El envejecimiento sano es como esa cuenta del banco que únicamente podemos hacer crecer si somos previsores a lo largo de nuestra vida, capaces de ahorrar cuando las condiciones nos lo permiten y de gastar cuando no perjudica a nuestro resultado final. Porque realmente no gastamos, sino que invertimos con el fin de obtener algún tipo de beneficio en los años venideros.

Si, a lo largo de nuestra existencia, no somos capaces de reprimirnos en aquello que resta salud y únicamente apostamos por lo fácil, por lo que aporta placer inmediato, por lo que cuesta menos trabajo y esfuerzo, estamos incrementando el saldo negativo, un saldo que acabará ahogándonos hasta que ya no demos para más y nuestras células y órganos envejezcan de una manera acelerada.

Dicho de otra manera, a lo largo del tiempo vamos acumulando elecciones de vida poco saludables que contribuyen al deterioro general del cuerpo y la mente, lo que nos llevará a un envejecimiento prematuro y a una disminución significativa en todas nuestras facultades y capacidades. La tendencia humana es a buscar diariamente recompensas rápidas, fáciles y poco saludables.

Por el contrario, la inversión en salud para obtener beneficios a largo plazo, como una vida activa, requiere esfuerzo, disciplina y paciencia, lo que muchas veces no resulta tan atractivo como esa gratificación inmediata. Las decisiones diarias que priorizan el placer instantáneo sobre la salud contribuyen a una acumulación de comportamientos perjudiciales y hasta autodestructivos. También tienen un impacto negativo en la salud mental y contribuyen al estrés crónico, la ansiedad y la depresión. El estrés crónico con altos niveles de cortisol, a su vez, tiene efectos deletéreos en el sistema inmunológico y otros sistemas corporales, lo que acelera los fenómenos de envejecimiento.

Todo esto genera un daño celular persistente que se traduce en fenómenos inflamatorios crónicos que suponen un mayor deterioro de los tejidos corporales, a la par que una disminución en la capacidad de reparación celular. Dicho cúmulo de daño celular y tisular, acompañado de esa incapacidad para ser reparado, conlleva una disminución precoz de la capacidad funcional y la aparición temprana de enfermedades que conducen inexorablemente a una pésima calidad de vida, con limitaciones físicas y mentales.

¿No te ha ocurrido que, de pronto, te encuentras con un vecino al que hace meses que no ves y ese día lo observas con un bastón y muy desmejorado? Preguntas qué ha pasado y alguien te cuenta que, tras la «mala vida que ha llevado, llena de vicios», ha sufrido dos infartos, un ictus y una fractura de cadera en menos de un año; ahora apenas sale y está muy deprimido.

Y es que la combinación de enfermedades crónicas, deterioro físico y mental con la falta de energía y motivación resulta en una calidad de vida muy baja. Las actividades cotidianas, incluso las más básicas, como asearse, vestirse y alimentarse, pueden volverse difíciles o imposibles de realizar, afectando a la independencia y la felicidad general de la persona.

El saldo negativo acumulado a lo largo de la vida en términos de salud lleva inevitablemente a una muerte prematura, porque las enfermedades crónicas y el deterioro del cuerpo y la mente incrementan el riesgo de complicaciones fatales y reducen la esperanza de vida.

¿Sabías que la obesidad puede reducir la esperanza de vida en más de diez años y el tabaquismo en aquellos que comienzan desde jóvenes hasta en quince o veinte?

El ser humano teme a lo desconocido, y solo pensar en cambiar de hábitos le genera ansiedad e incertidumbre.

Aunque es cierto que hacer generalizaciones sobre las personas puede llevar a simplificaciones, prejuicios y estereotipos injustos, a desestimar la diversidad y la singularidad de cada individuo, también es muy real que las personas tienen aversión al cambio; lo perciben en muchas ocasiones como algo incómodo y hasta desafiante, por lo que tienden a resistirse a salir de su zona de confort y prefieren mantener su estructura basada en comportamientos insanos. No quieren o no creen que puedan cambiar.

El ser humano, por naturaleza, siente temor a lo desconocido, y la sola idea de cambiar de hábitos le genera ansiedad e incertidumbre. Además, como te decía, la gratificación inmediata, aquí y ahora, es mucho más tentadora que esperar unos beneficios sin fecha exacta. ¿Acaso no te costaría renunciar a un desayuno que durante años se ha basado en un cruasán de chocolate y un café azucarado por un bol de leche con avena y canela?

La comida basura nos da un chute rápido de placer gracias a la dopamina y otras sustancias que se activan en el cerebro. Difícilmente sentirás algo parecido comiendo cuscús de verduras… Y lo mismo pasa con el ejercicio: tras años de sedentarismo, ¿quién disfruta realmente cuarenta y cinco minutos de bici en el *gym*?

Muchas veces, todo esto es resultado de la falta de confianza en sí mismas de las personas que deben modificar sus costumbres. En ocasiones, se debe a experiencias negativas previas, en las que no lograron sus objetivos, y eso les generó dudas sobre sus propias capacidades, y, en otras, a que están en un entorno desalentador, sin apoyo.

Resulta muy llamativo, y hasta inquietante para mí, observar cómo, para manejar e intentar reducir el estrés y la ansiedad relacionados con la salud, las personas pueden emplear una serie de mecanismos de defensa basados en la negación o en la justificación. Por una parte, niegan la importancia de la salud, o, al menos, minimizan los riesgos a los que se exponen, y, por otro lado, justifican sus comportamientos poco saludables con razones aparentemente lógicas.

Rodrigo tenía cincuenta y dos años, pesaba ciento quince kilos, trabajaba en una oficina y llevaba un estilo de vida sedentario e insano. Cada vez que le avisaba sobre los riesgos para su salud si no cambiaba los hábitos, me decía que sus «problemas no eran tan graves y que lo único que tenía era un poco de sobrepeso, nada de qué preocuparse». Era su forma de autodefenderse y lidiar con el estrés y la ansiedad que estas advertencias le provocaban.

Para restar importancia a los riesgos, siempre me recordaba a su abuelo paterno y a su abuela materna, que habían vivido hasta los noventa y cinco y los noventa y nueve años, respectivamente, a pesar de tener, según él, hábitos poco saludables —ambos, con obesidad, y el primero, fumador empedernido—. Cuando lo alertaba sobre el colesterol alto, Rodrigo contestaba que era algo genético y que no podía hacer mucho al respecto: «Mi familia siempre ha tenido problemas de colesterol, de nada sirve lo que haga».

Rodrigo trabajaba muchas horas y justificaba su falta de ejercicio diciendo: «No tengo tiempo para el gimnasio, ni siquiera para ir a caminar; mi profesión es demasiado absorbente, y, cuando salgo, estoy tan cansado y saturado que lo único que me apetece es tomarme dos cañas antes de subir para casa a cenar algo rápido o unos *snacks* [ultraprocesados] mientras veo la televisión». Para justificar su elección de tomar comida rápida, insistía en que cocinar en casa era demasiado complicado y en que la comida rápida era su única opción práctica: «Es la única opción para mi estilo de vida ocupado».

Cada vez que sentía dolor en las rodillas o se quedaba sin aliento después de subir escaleras, racionalizaba la situación y buscaba excusas lógicas para él: «Ya no soy un chaval, estos síntomas son solo parte de mi envejecimiento y no se deben a algo que pueda mejorar con cambios en mi estilo de vida».

Parafraseando a Aristóteles, «el hábito a menudo se vuelve una segunda naturaleza, somos lo que hacemos repetidamente». Rodrigo era un claro ejemplo de que los hábitos se forman a través del condicionamiento repetido. Los comportamientos poco saludables se refuerzan a lo largo del tiempo y se hacen difíciles de cambiar debido a que las recompensas inmediatas reafirman actitudes insanas. Además, la asociación de ciertos estímulos satisfactorios (como ver televisión) con determinadas rutinas también placenteras (como comer *snacks* poco saludables) favorece que estas últimas se perpetúen.

Y todas estas actitudes quedan aún más reforzadas si contamos con el refrendo de la sociedad. Las normas y valores culturales influyen significativamente en el comportamiento respecto a la salud. Lo que es aceptado y valorado en una comunidad (celebrar algo consumiendo alcohol, por ejemplo) se da por sentado. Las conductas de amigos, familiares y figuras públicas desempeñan un papel crucial en la formación de los comportamientos de salud.

La influencia de amigos e *influencers* pesa mucho, sobre todo en la adolescencia, y también en la etapa adulta. Si tu entorno se apunta al *gym,* tú también. Si lo suyo es el sedentarismo y la comida rápida, probablemente caigas en lo mismo. Igual pasa con el alcohol: no beber en una reunión puede hacerte sentir fuera de lugar o hasta parecer el raro del grupo.

Finalmente, en las personas que no cuidan su salud porque, de alguna manera, no quieren pensar en el mañana, en ese envejecimiento que a todos nos llegará, aunque a unos antes que a otros, también influye el llamado sesgo optimista, que no es otra cosa que la tendencia a creer que uno tiene menos probabilidades de experimentar eventos negativos comparado con los demás. Es decir, llegamos a pensar y hasta autoconvencernos de que las enfermedades y los problemas de salud les ocurrirán a otros, pero no a nosotros.

La gente que, por la razón que sea, no quiere cambiar de hábitos se convence de que se librará de problemas de salud para los que han comprado todas las papeletas.

Abordar estos aspectos psicológicos requiere intervenciones personalizadas que consideren las creencias, actitudes y motivaciones individuales. La educación, el apoyo social y la creación de entornos que faciliten decisiones saludables son cruciales para fomentar el cambio.

El enfoque cimentado en la gratificación inmediata y evitar el esfuerzo necesario para mantener una vida saludable contribuye a un círculo vicioso de deterioro físico y emocional. A medida que las elecciones poco saludables se acumulan, el cuerpo y la mente sufren un desgaste acelerado, lo que resulta en un envejecimiento prematuro, una calidad de vida muy reducida y una muerte precoz. Para romper este ciclo, es esencial adoptar hábitos saludables, aunque requieran esfuerzo y disciplina, de cara a invertir en una vida larga y plena.

Por cierto, Rodrigo, después de un susto de salud serio, como fue un episodio de presión arterial extremadamente alta y una angina de pecho, se dio cuenta de que no podía seguir ignorando su salud. Decidió buscar ayuda profesional y trabajar en un plan de acción que incluyese cambios en la dieta, ejercicio y terapia psicológica para afrontar el estrés y abordar sus mecanismos de defensa y autojustificación. Este cambio le permitió empezar a mejorar su salud y calidad de vida reduciendo la inexorable evolución que conduce a un envejecimiento precoz.

¿Y qué podemos hacer en nuestro caso? Pues aquí van los diez *tips* del cambio necesario para instaurar hábitos saludables que se conviertan en una rutina diaria de la que no querrás bajar ya nunca más:

1. Programa citas regulares con tu médico para recibir información clara y personalizada sobre tu salud actual y los riesgos de no cambiar de hábitos.
2. Establece metas realistas, pequeñas y alcanzables, como caminar veinte o treinta minutos diarios o acudir a una serie de clases semanales de baile u otra actividad física que te guste.
3. Reduce gradualmente el consumo de comida insana y sustitúyelo por una dieta saludable e igualmente placentera.
4. Busca ayuda profesional para identificar opciones de comida saludable cerca de tu trabajo y tu hogar y aprende a planificar comidas saludables con anticipación.

5. Involucra a tu familia y a tu grupo de amigos en el proceso para crear un entorno de apoyo en el que todos se comprometan a adoptar comportamientos que aporten salud

6. Busca grupos de apoyo externos con personas que quieren mejorar sus hábitos de salud y en los que puedas compartir y recibir experiencias.

7. Sugiere la implementación de un programa de bienestar en tu lugar de trabajo que incluya actividades físicas, talleres de nutrición y recursos para manejar el estrés.

8. Practica técnicas de relajación y manejo del estrés, como la meditación, el yoga y la respiración profunda.

9. Sigue a figuras públicas y celebridades que practiquen y promuevan hábitos saludables.

10. Utiliza las redes sociales y los medios de comunicación que te puedan proporcionar materiales educativos que muestren los beneficios de un estilo de vida saludable y los riesgos de no cuidarse.

Para finalizar el capítulo, te dejo estos diez puntos claves e imprescindibles, porque envejecer sano y con una apariencia más joven está en tu mano:

1. Consume una dieta rica en antioxidantes, vitaminas y minerales. Incluye muchas frutas y verduras, especialmente aquellas ricas en grasas saludables y vitaminas C y E, como cítricos, fresas, arándanos, espinacas y frutos secos naturales.

2. Realiza al menos treinta minutos de ejercicio al día. El ejercicio no solo mejora la circula-

ción y todos los órganos y sistemas, sino que también mantiene el cuerpo en forma, con una silueta más atlética y más joven.

3. Asegúrate de dormir entre siete y nueve horas cada noche. Un buen descanso es esencial para recuperar nuestro estado físico y mental. El sueño saludable facilita la liberación de hormona de crecimiento, que estimula la síntesis de colágeno y, por tanto, una piel con menos arrugas.

4. Mantén una hidratación adecuada a lo largo del día. Bebe agua cuando tengas sed y consume alimentos y preparaciones ricos en ella, ya que la hidratación es clave para una piel sana y radiante.

5. Utiliza una rutina de cuidado adecuada para tu tipo de piel, que incluya limpieza, tonificación, hidratación y exfoliación regular para eliminar células muertas y promover la regeneración celular.

6. Usa protector solar para reducir los daños causados por los rayos UV. La radiación solar acelera exageradamente los signos cutáneos de envejecimiento.

7. Practica técnicas de manejo y control del estrés, uno de los factores que más negativamente afectan a tu salud y tu apariencia.

8. Evita fumar, ya que el tabaco acelera el envejecimiento de la piel y provoca mayor número de arrugas.

9. Elimina el consumo de alcohol, pues, además de causar una ingente cantidad de daños corporales, favorece la deshidratación de tu piel y que se vea opaca y cansada.

10. Adopta y mantén buenas posturas a lo largo del día; ayudarán a tener un cuerpo más estilizado y longilíneo, lo que redundará en que te veas más joven y seguro de ti mismo.

Y, si todo ello lo acompañas de una buena elección de ropa que te favorezca y realce tus características físicas y que refleje tu estilo personal, lograrás una apariencia general aún más joven, atractiva y segura. La ropa adecuada puede destacar tus mejores atributos, disimular aquellas áreas menos favorecedoras y, en general, proyectar una imagen positiva y coherente con tu personalidad y tus objetivos.

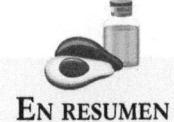

En resumen

Es cierto que no existe un secreto mágico para la eterna juventud. El envejecimiento es un proceso natural e inevitable. Sin embargo, hay muchas prácticas saludables que pueden ayudar a ralentizar los signos visibles del envejecimiento y mantener una apariencia más joven y una mejor salud general por más tiempo. Sabemos que la genética desempeña un papel importante en cómo envejecemos. Algunas personas tienen una predisposición genética a hacerlo más lentamente. Sin embargo, mantener una actitud positiva y un estilo de vida saludable y activo también influye en cómo envejecemos.

18
SI TE MUEVES, CORRES EL RIESGO DE SENTIRTE MEJOR

Imagina un tratamiento milagroso que no solo mejora tu salud física y mental, sino que también te ayuda a vivir durante más tiempo, con mayor calidad de vida y con un aspecto más atractivo. No viene en una pastilla, no hay que tragarlo, no tiene efectos secundarios negativos y está disponible para todos sin importar la edad, el sexo, la ideología ni el estado físico. Este tratamiento milagroso existe, y es algo que todos podemos incorporar a nuestras vidas. Se llama ejercicio físico.

El ejercicio es una polipíldora natural que ofrece una amplia gama de beneficios, pues actúa como el verdadero elixir de la juventud. Además, es accesible y de bajo coste. Actividades simples como caminar, correr, bailar y hacer pilates o rutinas con el peso corporal son efectivas y fáciles de realizar en cualquier lugar y sin necesidad de echar mano de la cartera o la tarjeta de crédito.

El ejercicio libera endorfinas, las hormonas de la felicidad, y te aporta un subidón casi instantáneo. A diferencia de las sustancias químicas que prometen lo mismo, las *dosis repetidas* de actividad física combaten el estrés, la ansiedad y la depresión sin efectos adversos, aunque debes tener cuidado con no quedarte enganchado.

¿Quién habría pensado que sudar podía ser tan adictivo? El ejercicio tiene esa extraña habilidad de engancharte. Comienzas con una simple caminata y, antes de que te des cuenta, estás haciendo toda la serie de maratones por las grandes ciudades del mundo o desbordando pasión por el *fitness* en busca de tu próxima dosis de endorfinas.

No puedes dejarlo. Esa *adicción* al bienestar te tiene atrapado, y los beneficios secundarios son casi criminales: menos estrés, mejor ánimo, más felicidad, un cuerpo cada vez más atractivo y una energía inagotable. Pero, ¡oh, el sufrimiento! No te importa, lo disfrutas. ¿Quién te habría dicho que disfrutarías sufriendo? Estás entregado al deporte, ya dentro del círculo vicioso de sentirse increíblemente bien. Porque, claro, sentirte mejor cada día es una carga con la que simplemente tendrás que lidiar. ¡Qué tragedia!

¿Quién necesita pastillas cuando puede tener un chute de bienestar con solo moverse? ¡Ponte en marcha y disfruta del mejor *viaje* saludable!

El ejercicio fortalece el corazón al mejorar la circulación sanguínea y reducir de forma drástica el riesgo de sufrir un ictus o un infarto de miocardio.

El ejercicio regular fortalece tu corazón, mejora la circulación sanguínea y reduce drásticamente el riesgo de padecer enfermedades cardiovasculares, como los infartos de miocardio o los ictus. Imagínate un corazón fuerte y saludable, capaz de soportar el paso del tiempo sin inmutarse, a tope de energía y vitalidad.

¿Sabías que unas ciento veinte mil muertes al año en España se deben a enfermedades cardiovasculares y que muchas de ellas podrían evitarse con una mejor alimentación y una vida menos sedentaria? Con el paso de los años, mantener la masa muscular y la densidad ósea se vuelve crucial para que nuestro envejecimiento sea sano y menos perceptible. El ejercicio de resistencia, como el levantamiento de pesas o el trabajo con nuestro propio cuerpo, no solo te hace más fuerte, sino que también previene la osteoporosis y te mantiene ágil y enérgico. Una buena calidad muscular es un indicador de una mayor supervivencia, por lo que preservarla debería ser uno de tus objetivos si quieres vivir más y mejor.

¿Buscas la fuente de la juventud? El ejercicio de fuerza podría ser lo más parecido. Su potente efecto antiinflamatorio lo convierte en la mejor estrategia antienvejecimiento, pues combate la inflamación crónica de bajo grado, que aparece con los años por el envejecimiento del sistema inmunológico (inmunosenescencia). Levantar pesas y sudar en el gimnasio te brinda unos músculos de acero y también combate esa inflamación deletérea.

Así que, mientras algunos buscan cremas milagrosas y elixires caros, los verdaderos conocedores se están enganchando a las pesas y disfrutando de una vida más joven y vital. ¿No te sorprende que la clave para desafiar al tiempo sea tan *dolorosamente* placentera? ¡Así es, el gimnasio es tu nueva fuente de juventud!

Ah, el paso del tiempo no solo nos da arrugas, sino que también nos roba nuestras preciadas células madre, encargadas de regenerar los tejidos, al tiempo que nuestras mitocondrias se vuelven perezosas, dejan de producir energía y se convierten en auténticas fábricas de radicales libres, como si fuesen un confeti en una fiesta de destrucción celular. Los radicales libres son esas saboteadoras moléculas inestables que, mediante fenómenos de oxidación, dañan nuestro ADN, proteínas y lípidos y contribuyen al desarrollo de enfermedades crónicas, como los problemas cardiovasculares y el cáncer, además de acelerar nuestro envejecimiento

Pero no todo está perdido. Aquí es donde el ejercicio entra al rescate, pues revitaliza nuestras células y mejora la eficiencia y el número de las mitocondrias para reducir la oxidación del cuerpo e incrementar los niveles de energía.

Por eso, aunque pueda parecer contradictorio, cuanto más nos movemos, más energía sentimos. Dicho de otro modo, el ejercicio recarga nuestras baterías internas, y los *adictos* al ejercicio desafiamos a la naturaleza y terminamos ganando, te lo aseguro.

SALUD PARA EL CEREBRO

El ejercicio también beneficia al cerebro y afina tu mente. Mejora la memoria, la concentración y la capacidad de aprendizaje y reduce el riesgo de enfermedades neurodegenerativas, como el alzhéimer. Imagina por un momento disponer de una mente ágil y lúcida a lo largo de los años, sin ningún tipo de deterioro, preparada y dispuesta para que te las veas con las diabluras de tus nietos el día que seas abuelo.

Una rutina de ejercicio regular te ayuda a conciliar el sueño más rápidamente y a que este sea más profundo y reparador. Sudar durante el día quema energía, tonifica y permite disfrutar de una noche completa de descanso. ¿El resultado? Despiertas cada mañana renovado y listo para conquistar el mundo.

Por si fuera poco, la actividad física regular convierte tu sistema inmunológico en un auténtico ejército de élite, ya que fortalece las defensas internas y las prepara para combatir infecciones y enfermedades con una eficacia mucho mayor que la de las personas sedentarias. ¿Resfriados? ¿Gripe? Mientras te mueves y entrenas, también lo haces con tus defensas naturales y te conviertes en un verdadero guerrero contra cualquier virus que se asome. ¡Mantente activo, muévete, suda, y tu sistema inmunológico que haga el resto!

Hoy en día, debemos interpretar el músculo como un órgano endocrino por derecho propio. Sí, has oído bien, como un órgano hormonal. Cuando te ejercitas y los músculos se activan, generas movimiento y liberas una serie de sustancias químicas llamadas mioquinas, con fantásticos efectos en todo el cuerpo: mejoran la función metabólica, son neuroprotectoras, combaten la inflamación, estimulan la reparación de los tejidos dañados y promueven la salud cardiovascular, entre otros beneficios. Así que la próxima vez que te mires en el espejo y veas esos músculos tonificados, recuerda que no solo son atractivos: también están trabajando intensamente, enviando señales químicas que benefician a toda tu anatomía.

¿Quieres un cuerpo bonito y proporcionado? No hay atajos mágicos, pero el ejercicio te ofrece el camino más efectivo y el pase vip al club de los cuerpos esculpidos y atractivos. Olvídate de los filtros de Instagram y los trucos de Photoshop; con el ejercicio,

obtienes resultados reales, tangibles y perdurables.
Ya sea que quieras unos abdominales marcados, unos brazos definidos o unas piernas fuertes, el ejercicio esculpe tu cuerpo y fortalece los músculos que sostienen tu columna vertebral, lo que mejora tu postura. Esto hace que te veas más alto y seguro y proyecta una imagen de salud y vitalidad.

El ejercicio es la herramienta definitiva para quemar grasa y mantener un peso saludable. Con menos grasa y más músculo, tu cuerpo se vuelve más definido y esbelto, resaltando tus curvas naturales. Por su parte, el sudor no solo elimina toxinas, sino que también mejora la circulación, llevando más oxígeno y nutrientes a tu piel. El resultado es una piel más luminosa y radiante que la que conseguirías con cualquier crema.

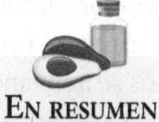

En resumen

Un cuerpo bonito y en forma te da una dosis extra de confianza. Esa seguridad se nota y se siente, te vuelve aún más atractivo ante los demás.

Únete al movimiento y transforma tu vida hoy mismo incorporando el ejercicio a tu rutina diaria. No necesitas esperar para ver los beneficios; cada paso cuenta. Descubre el poder del ejercicio como tu polipíldora personal y sigue una vida más saludable, feliz y plena.

¡Haz del ejercicio una parte esencial de tu vida y descubre el secreto de la verdadera juventud y vitalidad!

19
EL ESTRÉS (CORTISOL) DAÑA Y MATA EN SILENCIO; EL ABRAZO (OXITOCINA) DA VIDA Y SALUD

El cortisol es conocido como la hormona del estrés porque es la señal de alerta que se libera cuando estamos bajo presión o en peligro o nos enfrentamos a situaciones difíciles. Su objetivo es ayudar a nuestro cuerpo a manejar mejor esos momentos. Imagina que estás en un embotellamiento de tráfico y tienes prisa por llegar a una cita trascendental para ti. En ese instante, tu cuerpo empieza a liberar cortisol. Dicho aumento eleva el nivel de azúcar en tu sangre para que haya más energía disponible y tu mente esté alerta y tome decisiones rápidas, como buscar una ruta alternativa. Mientras tanto, tu cuerpo reduce la atención con respecto a funciones como la respuesta inmunológica, la reparación de tejidos o la producción de hormonas sexuales.

El cortisol forma parte de nuestro sistema de *lucha o huida* junto con otras hormonas, como la adrenalina y la noradrenalina, que son vitales para nuestra supervivencia. Por ejemplo, en caso de un incendio en tu domicilio, este sistema activa tu cerebro como si de repente tuvieras acceso a una supercomputadora dentro de tu cabeza que te ayuda a procesar información más rápido, a tomar decisiones en milésimas de segundo y a estar únicamente enfocado en lo que realmente importa en ese momento tan estresante. Si te sientes en peligro, como atacado por una serpiente de cuatro metros, ¿qué es más importante: digerir la *pizza* que acabas de comer o escapar para salvar tu vida? El cortisol lo tiene claro. Por eso, temporalmente, pone a tu cuerpo en modo *ahorro de energía*: algunas funciones, como la digestión, la reproducción y el crecimiento, aunque son importantes para el día a día, no son esenciales ante una emergencia.

Sin embargo, ¿qué pasa si la *misión cortisol* se queda activada todo el tiempo? Aquí es donde las cosas se nos comienzan a complicar. Cuando el cortisol trabaja horas extra debido al estrés crónico, la situación se vuelve terriblemente incómoda para tu organismo y empieza a dañar tu salud:

1. Tu cuerpo se agota. No tiene la oportunidad de relajarse y reparar los daños, el modo alerta le impide recuperar su equilibrio, lo que, eventualmente, agota tus reservas de energía y bienestar.

2. Tu mente se estresa. Tu cerebro necesita un descanso que no tiene. No puede estar en modo *superactivación* todo el rato, pues acabarías sintiéndote ansioso, deprimido y con dificultad para concentrarte, recordar cosas y tomar decisiones adecuadas. También se modificarían tus patrones de sueño, lo que te conduciría al insomnio y a la fatiga constante.

3. Tus defensas se saturan. El cortisol, cuando sube temporalmente, es como un apagafuegos que reduce la respuesta inmunológica y evita que la inflamación se descontrole en situaciones de emergencia. Pero, si ese apagafuegos se mantiene activo por mucho tiempo, el cuerpo se vuelve más vulnerable frente a infecciones y hasta las heridas tardan más en cicatrizar. Incluso se puede abrir la puerta a las enfermedades autoinmunes, como la esclerosis múltiple, el lupus y la artritis reumatoide.

4. Ganas peso y tu metabolismo se desordena. El cortisol está vinculado al aumento del apetito: se genera una preferencia notable, e incluso hasta cierta ansiedad, por alimentos que son ricos en azúcares y grasas. De repente, ese antojo por una hamburguesa de cadena rápida o un cruasán se vuelve irresistible. Pero cuidado, porque esto no solo añade kilos a la báscula y centímetros a la cintura abdominal, sino que también desordena tus niveles de azúcar, lo que hace que tu cuerpo se vuelva menos eficiente para manejarlo y aumenta el riesgo de problemas, como la diabetes tipo 2 o incluso más graves, como los infartos de miocardio y los ictus.

5. Tu corazón sufre. El cortisol, en su papel de *vigilante* del estrés, eleva la presión arterial para mantenernos alerta y listos para la acción. Sin embargo, esta capacidad, activada por mucho tiempo, genera hipertensión, que acaba haciendo más daño que bien al debilitar los vasos sanguíneos y sobrecargar el corazón. Al final, esta presión extra aumenta el riesgo de graves problemas cardiovasculares.

En la vida moderna es casi imposible escapar del estrés; parece que cada día nos lanza nuevos desafíos. Pero no te preocupes, ¡nuestro cuerpo es sabio, no estamos indefensos! La clave está en aprender a manejarlo para que el cortisol no se quede en niveles altos y nos pase factura. La buena noticia es que contamos con un aliado natural: la oxitocina, una hormona que juega un papel crucial en la reproducción, la socialización y el establecimiento de lazos afectivos con las personas que más queremos. Se la conoce como la *hormona del abrazo* o, también, *hormona del amor*.

EL PODER DE LA OXITOCINA

Después de lo que hemos visto hasta ahora, queda claro que no es saludable ni sostenible estar en pie de guerra todo el tiempo. Tu cuerpo y tu mente necesitan momentos de descanso y recuperación para funcionar de manera óptima.

Para entenderlo mejor, te voy a pedir que actives la imaginación y pienses que en el interior de tu cuerpo se encuentra un elixir llamado oxitocina. Una poción mágica que no necesita estar contenida en frascos de vidrio ni ser ingerida, pero que posee un poder increíble para hacer que te sientas querido, feliz, en paz y conectado con las personas que realmente te importan y aportan.

La oxitocina es la chispa que enciende esos momentos cálidos, entrañables y acogedores, esos instantes en los que el amor, la amistad y la ternura se entrelazan, brindándote toda la fuerza y el equilibrio necesarios para sentir que vivir plenamente es, en verdad, algo muy especial.

Sé que estás preguntándote cuándo hace su aparición el elixir de la oxitocina. ¡No te preocupes, te lo revelo! Esta poderosa pócima entra en escena cuando compartes un abrazo, disfrutas de un buen momento con amigos o incluso al saborear una deliciosa comida con alguien especial. ¡Cada vez que sientes una conexión genuina o te encuentras en una situación especial, ahí está la oxitocina, desplegando su magia para que te sientas bien y protegido!

1. Durante los abrazos. ¿Acaso no has notado que, cuando abrazas a alguien especial, la calma y la felicidad te envuelven? Es justo en ese instante cuando el elixir de la oxitocina empieza a hacer su magia. Cada vez que das o recibes un abrazo, esta hormona se libera en tu cerebro y es como si algo te dijera: «¡Todo está bien, tranquilo, estás rodeado de amor y paz!».

2. En los momentos íntimos. La oxitocina es como ese lazo invisible que, sin que lo notes, te conecta aún más con esa persona querida. Ya sea al compartir un beso, una caricia o simplemente un momento único juntos, esta pequeña dosis de magia se asegura de que te sientas más cerca y unido, creando una conexión que hace que todo resulte más auténtico y único.

3. En el parto y la lactancia. En un momento tan especial como el nacimiento de un nuevo ser, no podía faltar nuestra pócima mágica. Durante el parto, suaviza el camino y hace que todo sea más natural. Y, después, cuando una madre sostiene y amamanta a su pequeño, esa misma magia fortalece el lazo entre los dos, asegurando que ambos se sientan profunda-

mente unidos y envueltos en un amor protector que solo ellos pueden compartir.
4. Durante la socialización. Estoy seguro de que conoces la felicidad que se siente cuando estás riendo y pasando un buen rato con tus amigos. ¡Exacto, lo has visto! Ahí también aparece el elixir de la oxitocina, que derrama su magia para fortalecer los lazos de amistad y hacerte sentir parte del grupo.

EN RESUMEN: ¡MÁS ABRAZOS Y MENOS ESTRÉS!

Cuando el estrés aparece, la oxitocina se convierte en tu refugio natural, como un escudo protector para tu cuerpo y tu mente. Mientras que el cortisol te pone en modo batalla, la oxitocina te invita a bajar la guardia, relajarte y disfrutar de la vida. Es como si el organismo, en su sabiduría, nos regalara su propio antídoto, equilibrando los efectos del estrés y ayudándonos a encontrar calma en medio del caos. Sus efectos positivos son fáciles de notar:

1. Reducción del estrés. La oxitocina actúa como un suave calmante natural que ayuda a bajar los niveles de cortisol, combatiendo los efectos del estrés crónico y devolviéndonos la calma.
2. Fortalecimiento del sistema inmunológico. Cuando tenemos niveles altos de oxitocina, nuestro cuerpo se vuelve más fuerte para luchar contra infecciones y enfermedades. Esta pequeña poción mágica reduce la inflamación y ayuda a que los tejidos se curen más rápido,

nos echa una mano extra cuando más lo necesitamos.

3. Mejora del bienestar emocional. La oxitocina nos llena de bienestar y tranquilidad. Nos ayuda a reducir la ansiedad, nos hace sentir rebosantes de plenitud y seguridad. Está estrechamente ligada a la creación de lazos afectivos y al apoyo social, dos elementos que actúan como verdaderos escudos contra problemas emocionales, ayudándonos a mantener el equilibrio mental.

4. Mejor salud cardiovascular. Esta *hormiguita* también cuida de nuestro corazón al promover la dilatación de los vasos sanguíneos, lo que contribuye a reducir la presión arterial y a mantener nuestra salud cardiovascular en buen estado.

5. Mejor calidad de vida, día y noche. La hormona del abrazo también desempeña un papel clave en mejorar nuestro sueño. Un buen descanso es esencial para que el cuerpo se recupere, se recargue y nos permita afrontar el día con más energía y satisfacción.

▶ ACTIVANDO EL PODER DE LA OXITOCINA ◀

¡Es hora de activar el poder de la oxitocina! Lo mejor de todo es que tú tienes el control para desatar este elixir cuando quieras. Aquí te dejo algunos pequeños trucos para invocarla:

1. Da y recibe abrazos. Son como un hechizo instantáneo para liberar oxitocina. Un abra-

---

zo de tan solo veinte segundos puede hacer maravillas y transformar tu día.

2. Disfruta del tiempo con amigos y seres queridos. Ya sea una charla, una risa compartida, una partida de cartas o simplemente una reunión: son momentos cuyo alimento favorito es la oxitocina, y cada encuentro refuerza ese lazo especial.

3. Practica la gratitud y la bondad. Cada vez que haces algo amable o das las gracias de corazón, tu cuerpo derrama oxitocina, esparce una magia invisible a tu alrededor y crea un círculo de confort.

4. Conecta con tu mascota. ¡Sí! Acariciar a tu perro o tu gato también activa este elixir maravilloso. Pasar tiempo con tu mascota no solo te llena de amor, sino que te envuelve en una sensación de paz y felicidad.

Poner en práctica estos pequeños gestos cada día es como regalarte espacios de encanto y bienestar. ¡Deja que la oxitocina fluya y siente cómo te rodea una sensación de calma y plenitud! Aprovecha cada oportunidad para activar esa pócima mágica: busca abrazos y momentos de conexión, comparte sonrisas y cariño con quienes te rodean. No subestimes el poder de un gesto de amor; esas pequeñas acciones pueden llenar tu corazón de luz y tranquilidad. ¡Te lo mereces y tu cuerpo te lo agradecerá!

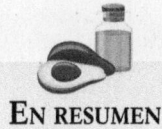

En resumen

Ahora que has terminado este libro, recuerda que cada elección que haces puede mejorar tu bienestar y tu felicidad. Eres el protagonista de tu historia, y conocer cómo funciona tu cuerpo te da las herramientas para ser más fuerte, más pleno. ¡Sigue avanzando, sigue conquistando tu mundo! Y, sobre todo, no olvides disfrutar de los momentos simples y tiernos en el camino, porque ahí también está la verdadera magia de la vida.

Agradecimientos

A mis padres, Manolo y Auri, porque sin vosotros nada de esto habría sido posible. Me enseñasteis que la humildad y la honestidad son los cimientos más sólidos sobre los que se puede construir una vida, que el esfuerzo y el sacrificio abren puertas y que los sueños se alcanzan con pasión y determinación. Gracias por darlo todo para que pudiera estudiar Medicina, por creer en mí incluso cuando yo dudaba, por ser mi mayor ejemplo de vida. Vuestra entrega ha sido la brújula que ha guiado mi camino.

A mi mujer, Lucía, mi amor, mi pilar, mi refugio. No existen palabras suficientes para expresar lo que significas. Lo apostaste todo por mí, caminaste a mi lado en cada desafío sin dudarlo, al mismo tiempo que construías tu propio camino con la misma entrega y pasión. Gracias por ser mi apoyo incondicional, por tu fortaleza en los momentos difíciles, por tu amor inmenso y absoluto. Sin ti, nada de lo que he logrado en los últimos años habría sido posible. Eres mi compañera de vida, la persona con la que quiero recorrerlo todo hasta el final de mi existencia, mi inspiración diaria y el hogar al que siempre quiero volver.

A mi hija, Martina, mi amor infinito, mi motor, mi razón de ser. No hay nada en este mundo que tenga más sentido que verte crecer, escucharte reír y aprender de ti cada día. Eres la mejor maestra que la vida me ha regalado, la que me recuerda con su sonrisa que todo merece la pena, la que me impulsa a ser mejor profesional, mejor persona, mejor padre. Cuando el cansancio pesa, cuando las dudas acechan, solo necesito mirarte para entender que lo que hago cobra sentido. Porque en tus ojos veo el amor más puro y en tus abrazos encuentro la fuerza que necesito para seguir adelante. Eres, sin duda, mi mayor logro.

A mis dos hermanos de alma, Pedro Freire y Roberto Vilar. Pedro, amigo en los buenos momentos y en los no tan buenos, siempre presente, incluso cuando menos lo espero. Tu generosidad y tu amistad sincera son un tesoro en mi vida. Roberto, en el momento en que te conocí, despertaste en mí un cariño especial. Tu cercanía, tu calidez y tu manera de ser son un ejemplo para mí.

A Pablo Portabales y Loreto Silvoso, mis dos maestros en los medios de comunicación. Fuisteis quienes me abristeis la puerta a este mundo, quienes creísteis en mí desde el primer día y me guiasteis para que pudiera compartir mi vocación más allá del hospital. Gracias por confiar en mí y por mostrarme que la divulgación es un camino tan necesario como hermoso.

A mis compañeras y compañeros del Hospital San Rafael, testigos de mi crecimiento, compañeros de guardias interminables, de estudio, de entrega absoluta. Especialmente a María Villar, por tu apoyo incondicional, por tu complicidad y por ser parte de mi día a día. Y a la dirección del hospital, con Javier Peña a la cabeza; gracias por confiar en mí, por darme oportunidades y por permitirme seguir aprendiendo y evolucionando. A César Bonome, por ser ese compañero y amigo que está cuando más se lo necesita, por compartir conmigo momentos de todo tipo y por ser siempre un apoyo en la adversidad y un colega en la diversión.

A mis pacientes, por confiar en mí, por permitirme acompañarlos en sus momentos más frágiles, por entregarme el privilegio de velar por su salud. No hay mayor honor que el de poder ayudar a los demás, y cada historia que compartimos deja en mí una huella imborrable. Vuestro cariño es, sin duda, uno de los mayores regalos que me ha dado esta profesión.

A mis amigos, a quienes han estado ahí en cada momento, celebrando mis logros y sosteniéndome cuando el camino se hacía cuesta arriba. No quiero mencionar nombres por miedo a olvidar a alguien, pero cada uno de vosotros sabe lo importante que es en mi vida.

Este libro no es solo un proyecto personal, es un pedazo de todos los que me han acompañado en el camino. A todos vosotros, gracias de corazón.